Fritsche / Erhöhung der Schlange

Herbert Fritsche

Die Erhöhung der Schlange

Mysterium, Menschenbild und Mirakel der Homöopathie

Ulrich Burgdorf Verlag

8. Auflage, 1994

Printed in Germany
Herstellung: Paderborner Druckzentrum, Paderborn

ISBN 3-922345-10-7

Ophiomorphos, öffne mir den Kreis!
Klingsor in Immermanns „Merlin"

HANS BLÜHER
— „nur dem Gotte steht er Rede,
nicht dem Volke" —
sub signo similitudinis
gewidmet

Die Hand, weil sie von Leiden zuckt, darf
Leiden tilgen.
Merlin in Immermanns „Merlin"

Heilung und Heil erwirken können: das wurde und wird durch Einweihung dem zuteil, den die Mächte dafür ausersahen. Heilkunst wipfelt, wo sie wurzelt. Wer Einweihung empfängt — Initiation —, der bekommt es mit dem Initium, dem Anfang, dem Urbeginn, der bekommt es mit den Urphänomenen zu tun.

Ob das durch ein aufgetanes Bewußtsein wandert — wie bei Jung-Stilling —, oder ob es erst sehr spät das Bewußtsein zu einem aufgetanen wandelt — wie bei Samuel Hahnemann, dessen Einweihung in Wesenstiefen vonstatten ging, die jahrzehntelang vom Rationalismus des 18. Jahrhunderts überspielt und überspült wurden —, das ändert nichts an der Tatsache: Asklepios muß mit seinem heiligen Stab zu Werke gehn, wenn ein bevollmächtigter Therapeut erstehen soll. Jung-Stilling hat seine Initiation, die ihn zunächst — im Mißverständnis seiner eigentlichen Mission — Allerweltsdoktor werden ließ, ehe er alsdann zum Berufungsberuf des Menschenerweckers hinfand und gleichzeitig zum Charisma, der erfolgreichste Star-Chirurg seiner Zeit sein zu dürfen, noch gleichsam als eine apostolische Sukzession empfangen. Hahnemann mußte sie durch das uralte Mittel herbeilocken, das förmlich ein Magnet für Initiations-Ereignisse ist: durch das die ganze Existenz erschütternde und in Frage stellende Opfer. Auf beide Formen der Initiation sei — zum Verständnis des Folgenden — kurz eingegangen.

Johann Heinrich Jung-Stilling, dessen Lebensgeschichte leider zumeist nur in ihrem ersten Siebentel — *Heinrich Stillings Jugend* — bekannt ist und gelesen wird, brachte es vom Köhler-Enkel und Sohn eines Dorfschneiders und Dorfschulmeisters, nachdem er selbst Dorfschulmeister und Schneidergeselle gewesen war, auf dem Wege eines engen, bis ins letzte Lebensdetail verblüffend konkreten Bündnisses mit der sein Leben durch- und überwaltenden göttlichen Macht zum Arzt, zum vielgelesenen Erweckungsschriftsteller, zum Professor der Landwirtschaft in Heidelberg, zum Professor der Kameralwissenschaften in Marburg und zum badischen Geheimrat, den großherzogliche Gunst instand setzte, nur noch seinem fruchtbaren Autorentum zu leben. Der zuerst glühend ersehnte und hernach auch auf wahrhaft wunderbarem Wege realisierte Beruf des Arztes verschuf ihm nur Mißbehagen: er trachtete, wieder aus ihm herauszugelangen, was sich — wie alles ihm entelechal Zugedachte — durch das Ihm-Zufallen zielstrebig verketteter Zufälle auch zum rechten Zeitpunkt ergab. Da ihm aber beim Beginn — beim Initium — seiner Arztwerdung eine überaus spezielle Gabe gegeben und aufgegeben worden war, nämlich die Fähigkeit zu Augenkuren (und dies mit der Bedingung, jederzeit Notleidende umsonst zu kurieren), kaufte er sich bei der göttlichen Führung durch das Gelübde vom Arztberuf los, daß er zeitlebens sein augenärztliches Charisma weiterhin ausüben werde: ohne Vergütung. So wurde er — und weiß Gott auf ganz andere Weise, als es heute in solchen Fällen zu geschehen pflegt — der erste länderweit in Anspruch genommene Spezialarzt, den die neuere Medizingeschichte kennt: ein weit speziellerer als lediglich ein Spezialarzt für Augenleiden schlechthin, nämlich ein Spezialist für eine einzige Operation, die des grauen Stars. In einer Zeit, welche weder Anti- noch Asepsis kannte, operierte er — erfolgreich! — mehr als fünfzehnhundert Blinde. In jungen Jahren war ihm Entscheidendes widerfahren: »die merkwürdige Geschichte mit dem Pastor Molitor zu Attendorn, der mir seine Augen-Arcana mitteilte und dann sich niederlegte und starb«. Auf sein Leben zurückschauend, berichtet Jung-Stilling, daß er nie daran gedacht habe, Augenarzt zu werden: »und nun überlege nur jeder, der meine Geschichte gelesen hat, was mir meine Augenkuren bis daher gewesen, noch sind und noch sein werden!«

Als er damals endlich Arzt geworden war, schleppte sich seine Praxis kümmerlich dahin. Hatte er Schwerkranke zu behandeln, so versagten seine empfindlichen Nerven. Eines nur gelang ihm von vornherein, gelang wunderbar: die Star-Operationen. Von der ersten berichtet er: »Mit Zittern und Beben machte ich sie ganz erbärmlich schlecht — und die Frau sahe (hernach: als Geheilte) vortrefflich ... und doch, noch jetzt, nachdem ich über fünfzehnhundert Blinde operiert habe, wandelt mir (sic!) noch immer eine Angst an, wenn ich operieren soll.« Diese Angst jedoch verringerte das Charisma der Erfolge nicht, so wie dieses Charisma ihm nicht die — in Nächstenliebe willig durchs Land getragene — Last erleichterte, jedem Ruf zu folgen. Fort vom geliebten Schreibtisch, fort aus der dem Erfolgsliteraten Gottes hochwillkommenen Sinekure: in ferne Provinzen, über oft verwahrloste Reit- und Postwege, durch Herbstregen und beißenden Frost zu denen hin, die warteten, daß er ihnen das Augenlicht zurückschenke. »Ich bezeuge also wiederum bei der höchsten Wahrheit, daß ich im geringsten nichts dazu beigetragen habe, daß ich Augenarzt — und noch dazu ein so ganz außerordentlich gesegneter Augenarzt geworden bin. Das ist ganz allein Führung des Herrn.«

Von wannen aber war er zu diesem — ihm selbst zeitlebens gleichermaßen befremdlichen und offenkundigen — Segen gekommen, von wannen der Segen zu ihm?

Der erste und zugleich der speziellste Spezialarzt großen Stils hatte auf seinem jugendlichen Wanderwege eine Hauslehrerstelle bei einem Fabrikanten Flender (in der Lebensgeschichte heißt er Spanier) angeboten bekommen. Eines Frühlingstages las er dort ein pietistisches Buch, in dem ihm — der die griechische Sprache nicht kannte — das Wort *Eilikrineia* begegnete: Reinheit. Dieses Wort wurde ihm zum erweckenden Mantram, zum Mysterien-Anruf. »Das Wort *Eilikrineia* stand vor ihm, als wenn es in einem Glanz gelegen hätte«, berichtet er. Vom Erlauschen und Schmecken des Wortes her lebt und liebt er sich in die Sprache der Griechen ein, empfängt er eleusinische Weihen. Der Prozeß ist im Gange, da sagt sein Arbeitgeber — der meditierend vor dem Hauslehrer hin und her durchs Zimmer wandelt — unvermittelt: »Mir fällt da auf einmal ein, was Ihr tun sollt. Ihr müßt Medizin studieren.« Der Ausspruch bringt Jung-Stilling buchstäblich ins Wanken und Taumeln, so daß Flender ihn fragt, was ihm fehle.

Was fehlt ihm wirklich? —: Die noch leidlich gewahrte Gleichgewichtslage der Zeit zuvor. Ihn hat jählings der Gott angerührt, er hat die heilige Wunde empfangen, er ist in seinen *morbus sacer* gestürzt worden: in die Krankheit zum Heil hin. Was es damit auf sich hat, soll im Folgenden aufgehellt werden.

»Das ist's, wozu ich bestimmt bin!« ruft der junge Hauslehrer aus. Er teilt brieflich seinem Vater und seinem Onkel mit, was ihm

widerfahren ist. Der Vater sagt nicht ja, nicht nein, sondern bekundet ihm nur, daß er zu jeder Unterstützung außerstande sei. Der Onkel ist brüsk ablehnend.
Einige Zeit später trifft er mit dem Onkel zusammen, der ihn fragt, wo er denn das Geld hernehmen wolle für ein so weitläufiges und kostspieliges Studium. Die Antwort des Neffen heißt: *»Jehova jireh. Der Herr wird's versehn.«*
Jung-Stilling besucht alsdann seinen Vater, um sich bei ihm zu verabschieden, ein paar Tage darauf führt ihn sein Weg nochmals bei dem Onkel vorbei. Der aber ist wie verwandelt, legt ihm nunmehr selbst das Medizinstudium nahe und bekennt, auch er wisse jetzt, daß dies und nichts anderes Gottes Wille sei. Inzwischen hat sich nämlich etwas recht Geheimnisvolles ereignet. In jüngeren Jahren war der Onkel »mit einem sonderbaren Mann«, einem katholischen Geistlichen, bekannt geworden, der — wie späterhin die katholischen Pfarrer Kneipp und Künzle sowie der evangelische Pfarrer Felke — weit durchs Land hin berühmt war als Heiler von Gottes Gnaden. Nur daß sich jener Pfarrer Molitor nicht, wie Kneipp, des Wassers, auch nicht, wie Künzle, der Kräuter oder, wie Felke, des Lehms bediente, sondern alchymisch-spagyrischer, also paracelsischer Arcana: selbstbereiteter Heil-Vehikel. Diese jedoch setzte er nicht für eine allgemeine Therapie ein, sondern ausschließlich für Augen-Kuren.
Man muß die esoterische Signatur entziffern können, um das zu verstehn. Das »Auftun der Augen« ist stets ein besonderes Mysterien-Anliegen gewesen, von den alten Quellkulten über die Heilung des Blindgeborenen im 9. Kapitel des Johannes-Evangeliums bis zu Goethes Vers vom sonnenhaften Auge und den theologischen Konsequenzen dieses Verses. Nicht, weil der Pfarrer Molitor der Ganzheitsbehandlung ferngestanden hätte, wandte er seine therapeutische Arcandisziplin ausschließlich auf die Augen an, sondern weil er realsymbolisch therapierte.
Aus der einstigen Bekanntschaft des Onkels mit jenem arcanologisch praktizierenden Priester hatte sich ergeben, daß er, der Onkel, den Beruf des Geometers erlernt und durch Protektion seines geistlichen Freundes lange Zeit ausgeübt hatte. Dem Pfarrer war es

lieber gewesen, Rentmeister bei einem reichen Freiherrn zu werden und dort seiner therapeutischen Berufung leben zu können, als eine Allerweltspfarre zu versorgen: und so hatte er denn auch den Geometer bei besagtem Aristokraten unterzubringen gewußt. »Als dieser aber starb, so wurde Molitor abgedankt, und die Landmesserei hatte auch ein Ende.«

Molitor kehrte in den geistlichen Dienst zurück, blieb jedoch weiterhin als Meister der Augenkuren weithin berühmt.

Gerade in der Zeit, als Jung-Stilling bei der Erörterung seiner Medizinstudiums-Pläne auf den Widerstand seines Onkels stieß, erhielt dieser vom alten Pfarrer Molitor — vom Augen-Öffner — einen Brief, der auch ihm die Augen jählings öffnete. Molitor schrieb, daß er die Geheimnisse seiner Kuren in Manuskriptform niedergelegt habe. Er fühle, daß sein Leben zu Ende gehe. Daher wolle er seinen Freund, den Geometer — »ungeachtet der Religionsungleichheit« — um die Mitteilung ersuchen, ob er nicht in seiner Familie »jemand rechtschaffenes« habe, der von Lust zur Arzneiwissenschaft erfüllt sei. Den nämlich solle er ihm dann zuschicken, damit er ihm das Manuskript »nebst noch andern schönen medizinischen Sachen« umsonst übergeben könne. Nur eines fordere er dafür: das feierliche Gelübde, daß dieser Erbe bereit sei, jederzeit Notleidende umsonst zu kurieren mit dem, was ihm da übertragen werden solle. Und es müsse jemand sein, der Medizin zu studieren beabsichtige, damit das kostbare Gut nicht in Pfuscherhänden verkomme.

Der Onkel weiß, daß dieser Brief bereits seinen eigentlichen Adressaten hat, deshalb wandelt sich all sein Widerstand im Nu zur Zustimmung. Er sagt seinem Neffen: »Ich sehe, es ist Gottes Finger.« Dann schreibt er an den greisen Pastor und schickt mit dem Brief den darin Empfohlenen, unseren Jung-Stilling, in das Städtchen, wo Molitor wohnt.

Molitor nimmt aus der Hand seines zur Nachfolge erlesenen Gastes den Brief entgegen, liest ihn, umarmt den im doppelten Sinne des Wortes Gesandten und zeigt ihm in seinem kleinen Kabinett das chymische Laboratorium, die Arcana und die Handbibliothek. »Dieses alles will ich Ihnen in meinem Testament vermachen, ehe ich sterbe.« Jung-Stilling verbringt die Nacht im Pfarrhause, empfängt am andern Morgen aus Molitors Hand das Manuskript mit dem Auftrag, es abzuschreiben und das Original dem Greis alsdann wieder zuzustellen, der ihm zugleich den Eid ablegt, er werde es keinem andern je geben und es so verbergen, daß es auch niemals jemand wiederfinden könne. Dann begleitet er den also Beschenkten bis vors Tor, blickt zum Himmel auf, ergreift die Hand des jungen Mannes, die Hand des Behandlers rührt die Hand des künftigen Behandlers an, wie bei der Weitergabe der apostolischen Sukzession die Bischofshand die Weihe überträgt —, und intoniert nun den spontan geformten, aber rituell gültigen Segenstext: »Der Herr!, der Heilige!, der Überallgegenwärtige! bewirke Sie durch seinen heiligen Geist: zum besten Menschen, zum besten Christen und zum besten Arzt!« Ein Kuß besiegelt das sakrale Geschehen.

Als Jung-Stilling vier Wochen später, nach erfolgter Abschrift, das Manuskript zum Pastor Molitor zurückbringt, öffnet niemand die Tür. Aber dem Hause gegenüber steht eine Frau, die ihm mitteilt, der Greis sei seit acht Tagen in der Ewigkeit. Er war, ohne ein Testament aufgesetzt zu haben, am Schlag gestorben. Das Testament ist auch nicht mehr nötig: die Übertragung des augenheilkundlichen Charisma hatte — *lege artis* — stattgefunden. In unverminderter Kraft blieb sie wirksam.

Das war der Anfang — das Initium — einer Spezialarzt-Tätigkeit, die ihresgleichen nicht hat in der Medizingeschichte der Neuzeit. Im Hintergrunde stand, als Initiator des Arcanologen Molitor, der Adept Paracelsus, der gehetzte und geplagte, bereits im 48. Lebensjahre aus dem kranken Leibe auf die andere Seite des Seins abgewanderte *»Lutherus medicorum«*, von dem das Wort stammt (dessen Sinn uns noch beschäftigen wird): »Alle Ding sind Gift und nichts ist ohn Gift.« So wie über den spagyrischen Arzt Dr. Metz, den Lebensretter des jungen Goethe, eine Linie von Paracelsus herläuft, die im Faust und in der Farbenlehre endet — denn diese Lebensrettung brachte Goethe in die intensivste und intimste Beschäftigung mit der *philosophia adepta* —, so läuft über den Pastor Molitor ebenfalls eine Linie von Paracelsus her zu Goethes Freund Jung-Stilling, die dort endet, wo dieser zahlreichen Blinden einen neuen Anfang zu schenken gewürdigt war.

Es geht, wie gesagt, nie um Geringeres als um Einweihungen, wenn Heilung und Heil erwirkt werden sollen.
Im zweiten oben erwähnten Falle, dem des Meißener Porzellanmalersohnes Samuel Hahnemann, kam kein Priester, der ein Charisma mit der Feierlichkeit eines Rituals weitergab, sondern die Initiation wurde durch das große Opfer herbeigeholt: freilich ohne daß der Opfernde diesen Gewinn ahnte. Es ist hier nicht der Ort, das ungewöhnlich schwierige Erringen und Aufrechterhalten des Arzttums zu schildern, dem sich der Schicksalsgang Hahnemanns peinvoll zu unterziehen hatte. Mein Buch *Hahnemann; die Idee der Homöopathie*[1] berichtet ausführlich davon. Einige Stichworte müssen genügen. Kärgliche Jugend. Nichterfüllung des Wunsches, Arzt zu werden. Durch unerwartete Protektion höhere Schulbildung. Danach in die Krämerlehre. Unter Widerständen und bitterster Not als Werkstudent Medizinstudium in Leipzig. Enttäuscht vom Lehrbetrieb in jenem »Klein-Paris«, das ihm keine Erkenntnis vermittelt, ihn aber zwingt, als Sprachlehrer und Übersetzer seine Studentenexistenz zu erhungern. Nach Wien, wo es ihm besser gefällt. Eine Betrugs-Affäre beraubt ihn seiner geringfügigen Honorare, er muß das mühsam erstrittene Studium aufgeben. Als Bibliothekar geht er nach Siebenbürgen. Endlich kann er das Studium in Deutschland vollenden. Erste Praxis in kleinen, armen Nestern. Trotz Not und Mangel an Entfaltungsmöglichkeit Verlobung, Heirat, Kinder. Mit der immer größer werdenden Familie düstere Armuts- und Landfahrerjahre, fast manischer Ortswechsel, entwürdigend dürftiges Leben —: jedoch die Liebe zum Arztberuf läßt Hahnemann durchhalten. Da, neun Jahre nach der Erlangung der Approbation — als gerade erste bemerkliche Anerkennungen und Erfolge Auftrieb geben —, erkennt Hahnemann, daß der geliebte Beruf weder ihm noch anderen Ärzten das ermöglicht, was allein ihn rechtfertigen kann: Sicherheit am Krankenbett. Er erkennt, daß Heilkunst nur zwei Grundlagen haben kann und daß beide schwankender Boden sind: kausales behandlerisches Vorgehn oder Verbündung mit dem, was man Erfahrung nennt. Das kausale Forschen ist stets trügerisch:

[1] 1. Aufl. Berlin 1944; verbesserte Neuauflage 1954 und 1982 (Burgdorf Verlag, Göttingen)

jedes Zeitalter konstruiert sich, je nach dem Stande seiner wissenschaftlichen Methoden und Moden, jeweils andere (vermeintliche) »Ursachen« der Krankheiten. Was heute gilt, gilt morgen nicht mehr — und was gestern galt, heißt heute nur noch Irrtum und Kunstfehler. Wer sich dem Forschen nach Krankheits-»Ursachen« widmet, widmet sich dem Fortschritt. Der Fortschritt aber stirbt galoppierend an sich selber. Das war vor Hahnemann so und ist — — außerhalb dessen, was er fand: der Homöopathie — bis heute so geblieben, lediglich das Tempo des Ungültigwerdens wissenschaftlich-kausaler »Feststellungen« (ach, nichts steht weniger fest als diese!) hat sich unbeschreiblich intensiviert. Ein Arzt, meint Hahnemann, darf nicht einem Prinzip vertrauen, welches seinen Wahrheits- und Wertverlust geradezu garantiert. Aber der Erfahrung darf er auch nicht vertrauen. Er selber kann ja niemals alle Erfahrungen anderer machen. Da sich jedoch die Behauptungen, mit dieser, mit jener Methode gute Erfahrungen gemacht zu haben, stets allenthalben widersprechen — wie damals, so heute —, läuft eine auf das Erfahrungsprinzip gegründete Praxis *in praxi* auf ein ganz anderes Prinzip hinaus: nämlich auf das des Autoritätenglaubens. Man hat die Wahl, wem man seine verkündeten Erfahrungen glauben möchte. Und die eigenen Erfahrungen? Um sie zu sammeln, müßte man sich dem Probieren ergeben. Auf eine Unzahl negativer Erfahrungen mögen dann vielleicht einige positive kommen: gegen Ende des ärztlichen Lebens hat man schließlich über ein weites Gelände verschuldeter und verfrühter Patientengräber, über eine Fülle iatrogen (d. h. durch den Arzt) zustande gekommener Siechtümer hinweg ein paar armselige Erprobungen, bei denen man nicht einmal sicher sein kann, ob es sich nicht um zufällige Selbstheilungen der Kranken handelt, die mit der getroffenen Maßnahme in einen durchaus fragwürdigen Kausalzusammenhang gebracht werden. Sowohl eine ursächlich vorgehende als auch eine der Erfahrung verschworene Medizin gewähren keine Sicherheit, mit Sicherheit aber gewährleisten sie zahlreiche Opfer: diejenigen Kranken, die sich der einen oder der andern anvertrauten. Da bringt Hahnemann lieber ein einziges Opfer — das, welches in jeder Hinsicht am schwersten fällt: den einst geliebten, den mühsam errungenen, den

endlich ein wenig lukrativ werdenden Beruf. Er gibt 1788 die Praxis auf und wählt damit — wie es den Anschein hat: endgültig — das Elend.
Das ist, so sagt die Welt, Wahnsinn. Das ist sein *morbus sacer*. Auch ihn, den das Opfer Bringenden, hat 1788 jählings der Gott angerührt, hat ihm die heilige Wunde geschlagen und ihn in die Krankheit zum Heil hin gestürzt.
Gleich Paracelsus gerät Hahnemann ins höllische Fahrensmann-Geschick, aber ungleich dem schwäbisch-schwyzerischen Ritter der »freien Liberalität« hat er eine Familie mitzuschleppen, eine sieben-, acht-, schließlich neunköpfige. Er hätte sie, geruhsam siedelnd, ernähren können, wäre er Arzt geblieben: als Übersetzer ausländischer Fachliteratur kann er sie nicht ernähren. Ein klägliches Literatendasein, von Ort zu Ort gehetzt —: das erweist ihm, ohne daß er es versteht, wie ernst man von droben, von drüben her sein Opfer nimmt, wie schwer man es ihm werden läßt, damit es auch Schwergewicht auf der Waagschale des Aeskulap habe[2].
Im Jahre 1788 wird das Opfer begonnen: das Initium eines den Untergang wagenden Lebens. 1790 wandelt sich das Initium in Initiation: beim Übersetzen der Arzneimittellehre des schottischen Arztes und Pharmakologen Cullen stellt Hahnemann, um zu ergründen, wie Chinarinde wirklich wirke — denn Cullen schreibt über das Zustandekommen der Heilwirkung, welche Chinarinden-Tinktur auf Wechselfieber ausübt, dummes Zeug —, seinen berühmten Selbstversuch an. Er erprobt Chinarinden-Tinktur am eigenen Leibe, am Leibe eines Gesunden. Nicht um neue ärztliche Eroberungen zu machen, geschieht dieser Selbstversuch, sondern um durch eine Anmerkung die im Entstehen befindliche Buch-Übersetzung zu verbessern. Wie Saul im 1. Buche Samuelis jagt er einer Eselei hinterdrein, weiter hat er nichts vor — und es ereignet sich, daß er ein Königreich gewinnt.
So kann er denn wieder Arzt werden. Arzt, der empfängt, was den andern mangelt: Sicherheit am Krankenbett. Seit Hahnemann hat

---

[2] *Aeskulap auf der Waagschale* heißt eine spätere (Leipzig 1805 erschienene) Schrift Samuel Hahnemanns, in der er insbesondere die »Ursachen«-Sucherei der Medizin scharf angreift.

die Heilkunst ihren Anfang. Er, der Initiierte, ist zum Initial in der Medizingeschichte geworden, weil er oberhalb ihrer auf ein Urphänomen stieß, weil oberhalb ihrer ein Urphänomen ihn ergriff: das Simile.

Der Reichweite des Simile widmet sich dieses Buch. Bevor jedoch davon zu handeln ist, wie weithin — in den Orbis nicht nur, der menschlicher Erdenfahrt als Lebensgelände zugewiesen worden ist, sondern auch in die Tiefe und in die Höhe — dasjenige heilsam und erhellend wirkt, was durch das wahrhafte Mysterienwort *HOMÖOPATHIE* gekennzeichnet wird, muß Weiteres zum Thema der therapeutischen Einweihung vorausgeschickt werden. Anschließend daran wird — zur intimeren Orientierung des Lesers — noch das unmittelbar Medizinische des Simile darzustellen sein. Aber was bedeutet denn »unmittelbar Medizinisches«? Es reicht so weit, wie Gott, Mensch und Welt reichen. Nach einem feinen und wissenden Wor[illegible] der letzten Jahrzehnte die Seele[illegible] dem entwickelt, was allein ihr[illegible]n: zu einer Seelenheil-Kunde. U[illegible]fsten eine Therapie der Seele? Is[illegible]ch des Seelischen? Der Neurolog[illegible]s Leibliche ist die uns unverstän[illegible], während das im engeren und [illegible]sen verständlichen Teil darstellt.« Rund anderthalb Jahrhunderte vor ihm sprach Friedrich Christoph Oetinger den erleuchteten und erleuchtenden Satz aus: »Leiblichkeit ist das Ende der Wege Gottes«. Die Psychotherapeuten unserer Tage wirken mit einer bei Geist und Seele anpackenden Methodik bis ins Leibliche. Hahnemann, der das Wesentliche des Erkrankens in einer den Sinnen ewig unzugänglichen Verstimmung der Dynamis, des Lebenskräfte-Waltens, sah — des Wesentlichen, welches ihn zugleich nicht interessierte —, hielt sich für die Aufgabe des Heilens ausschließlich an das Wahrnehmbare, an die subjektiven und objektiven Symptome, die ein Kranker aufweist (und auch ein gesunder Prüfer, wenn er im Verlauf der Arzneimittelprüfung ein künstlich Arzneikranker wird). Er ging dem, was krank macht, mit dem Pharmakon zu Leibe, zu Seele und zu Geiste: Psychiatrie betrieb er ebenso vom Pharmakon her wie das, was man — irrig genug, weil es da keine klaren Grenzen gibt — *somatische* Heilkunst nennt. Indem er (im doppelten Sinne) den Geist des Pharmakon erschloß, wurde ihm das Ende der Wege Gottes zum Anfang des Erwirkens von Heilung und Heil.

Das Ende der Wege Gottes wird im Lichte des Mythos nur vom Anfang her verständlich. Am Anfang des Mythos der Hebräer geschieht das, was Martin Buber bedeutsam verdeutscht:

> Im Anfang schuf Gott den Himmel und die Erde.
> Und die Erde war Irrsal und Wirrsal.
> Finsternis über Urwirbels Antlitz.
> Braus Gottes spreitend über dem Antlitz der Wasser.

Urwirbel: das ist die Schlange. Das ist die — noch unoffenbare — Materia. Die Prakriti des indischen Mythos, mit der sich Puruscha einläßt. Puruscha, der (menschenähnlich) Göttlich-Ewige, steht in geheimer Similie-Beziehung zum Atman, der Verselbstung des Brahman. Darauf kann des näheren hier nicht eingegangen werden. Der um mythische Klarschau Bemühte möge die kosmogonischen Geheimnisse vedischer Erkenntnis in Leopold Zieglers gewichtigem Werk *Überlieferung* nachlesen, dem ich bei dieser Skizze des indischen und des hebräischen Schlangen-Motivs folge. Puruscha lebt schließlich »als Wesenskern der zeitlichen Menschheit«. Die Selbstoffenbarungen des Puruscha sind für den indischen Mythos in dem Maße, in dem der Gott sich verweltlicht, zugleich seine Selbstverhüllungen. Hüllen bietet ihm Maya, die Große Mutter, die Materia (im oben angedeuteten Sinne). Ziegler legt dar, daß der indische Mythos im Zusammenhang mit jener Maya keine einmalige Schöpfung kennt und glaubt — wie die Bibel, »die hier dem Okzident ausnahmsweise wirklich einmal verwandter als dem Orient erscheint« —, sondern eine ununterbrochene, nie abreißende Schöpfungskette, Zyklus folgt auf Zyklus, jeder vorangegangene hinterläßt in den folgenden karmische Spuren: und das, woran diese Spuren haften, ist die Maya. Maya hat den Puruscha zur Schöpfung verführt, als weibliche Partnerin des Puruscha reißt sie ihn fort von Zyklus zu Zyklus im Sinne einer fortschreitenden Verweltlichung des Göttlichen. Mit der Entstehung der konkret-manifesten

Materie ist dieser Prozeß zu seinem einstweiligen Abschluß gelangt: aus Maya wurde die »Schlangenkraft«. Nicht ein einziger Sündenfall — dieses Wort im tiefsten kosmogonischen Sinne verstanden, so daß es recht eigentlich auch (um ein Wort Erich Kahlers zu verwenden) Sünden*stieg* bedeutet — kam so ins Rollen, sondern jene Kette von Sündenfällen, jenes zyklisch fortwirkende »Sünden-Gefälle« (wie Ziegler es nennt), dessen Bild die Schlange ist. Hören wir Ziegler zu: »Je weniger sich der Osten mit unserm westlichen Geschichtsdenken befreunden kann, wonach ein Frevel am Tabu in der gesamten Schöpfung den *status corruptus* nach sich zieht, desto glaubwürdiger erachtet er eine ‚Befindlichkeit' der Schöpfung *in statu corrumpendi.* Und diese Befindlichkeit ist freilich auch für ihn, genau wie der adamitische Frevel für die Bibel, das verhängnisvolle Ergebnis der Verführungskünste der *Großen Mutter«* [hervorgehoben vom Verf.] Ziegler setzt also die Schlange des Paradieses auf Grund tiefschürfender Forschungen der Großen Mutter gleich — und er fügt hinzu, daß beide Überlieferungen, die indische und die biblische, nur dann ausführlich verglichen werden können, wenn man imstande ist, beider Darlegung des Geheimnisses Schöpfung und Sündenfall eine eingehende Deutung des Symbols der Schlange vorauszuschicken, »das den mosaischen Bericht . . . fast ebenso unbedingt beherrscht wie etwa den Kundalini-Yoga«.
Im Anfang war für indische Sicht und — wie wir vernahmen — auch für hebräische insgeheim und alsdann immer offenkundiger die Schlange da. Im zitierten 2. Vers der Genesis ist sie — »Urwirbels Antlitz« — noch verschleiert anwesend, während Schöpfung *wird* (und, nehmen wir vorweg: während damit zugleich Schöpfung *krank* wird, was zugleich bedeutet, daß Schöpfung *gesund* werden kann). Jedoch bald schon, in den ersten Versen des 3. Kapitels, steht der Baum vor uns, um den sich — tausendmal schufen unsere Maler dieses mythische Bild nach — die Schlange windet. Jetzt ist sie offenkundig da. — Was alsdann folgte, wissen wir. Wir *wissen* es nicht nur, wir *sind* es. Wissen wir aber auch, daß der von der Schlange umwundene Baum noch anderswo — in höchst heilsbedeutsamem Zusammenhange — gesucht und gefunden werden kann? *Der Stab des Asklepios* ist ein solcher Baum.

C. A. Meier sagt in seinem Buch *Antike Inkubation und moderne Psychotherapie:* »Soweit ich sehe, ist der Stab des Asklepios noch nie unter dem Gesichtspunkt betrachtet worden, daß er mit dem Baum zu tun haben könnte, obschon der schlangenumwundene Baum ein sehr verbreitetes Motiv ist ... Auch läßt eine Betrachtung der erhaltenen Statuen des Asklepios unschwer erkennen, daß es sich eher um einen Baumstamm als, wie manche Autoren haben wollen, um einen, in diesem Falle recht unbequemen Wanderstab handeln muß.« Nun, zunächst ist es gewiß der Baum gewesen, manchem freilich wurde er — so Paracelsus, so Hahnemann, so Jung-Stilling — hernach in der Tat zu einem »recht unbequemen Wanderstab«. Auf jeden Fall muß geschaut und verarbeitet werden, daß der Therapeut bis heute gekennzeichnet wird durch den »schlangenumwundenen Baum«, durch das äußerst Ähnliche, das *Simillimum* dessen, wodurch Krankheit überhaupt erst wurde. Zum Verwechseln ähnlich sind sich der schlangenumwundene Baum, der das Unheil schuf, und der, der das Heil bringt.

Schon hier läßt sich erkennen, wie — um Franz von Baader zu zitieren — wahre Arznei dem Gifte Gift ist. Man kann, was es da mit der Schlange auf sich hat, konkret (und wahrlich homöopathisch-konkret) betrachten an Stätten, die gar nichts vom Asklepios-Mysterium an sich zu haben scheinen und auf denen dennoch ein realsymbolisches Mysterienspiel aufgeführt wird. Eine solche Stätte war das kleine Areal rings um einen Haselstrauch eine Meile abseits von Oldesloe. Dort saß einmal des Großen Kurfürsten Feldscher und Königlicher Hofbarbier, der Meister Johann Dietz. Er legte die Hand auf den Rastplatz und erfuhr das Mißgeschick, von einer Kreuzotter in den Finger gebissen zu werden. Da fiel ihm ein, bei dem Paracelsisten Crollius gelesen zu haben, ebendiese Schlange müsse zum Pharmakon der Heilung gemacht werden. So schlug er das Reptil mit seinem Degen tot und wickelte es in sein Schnupftuch. »Welches mein Glück war!« berichtet er in seiner aufschlußreichen Autobiographie, die Ernst Consentius 1915 veröffentlichte. Meister Dietz ist klar, daß die Verwendung der Schlange gegen das durch sie hervorgerufene Übel eine »sonderbare Providenz des allsehenden Gottes« sei. »Von Stund an, als mich die Schlange gebissen, schwoll mir der Arm bis an die Achsel, und ging mir nicht wie dem heiligen Apostel Paulo, deme zur Verwundrung der Leute nichts widerfuhr. Ich sahe, daß der Arm zusehends schwoll und der Schmerz zunahm. Suchte allerhand Kräuter wider Gift und band sie auf Hand und Arm. Aber es half nichts. [Denn das lief auf Allopathie hinaus; Anm. d. Verf.] Und mußte mich gedulden, bis ich in mein Quartier kam. — Der Wirt, Herr Rebent, fragte gleich: was mir widerfahren? weil ich wie eine Leiche ausgesehen. Ich klagte ihm meine Not; kurz, gab ihm die Schlange, abzuziehen und mir das Fett und die Leber ausgebraten zu bringen. So er auch tat. Indeß hatte ich ein gut Teil von Theriak aus meiner Feldkiste eingenommen, als er mir den Tiegel mit der ausgebratenen Leber und Fett ins Bette brachte. Ich schmierte damit meinen Arm und Hand recht durch, deckete mich zu und war eingeschlafen. Nach drei oder vier Stunden wache ich auf und war zu großer Verwunderung aller, so fleißig nach mir gesehen, Geschwulst und Schmerz weg. — Das war eine geschwinde Kur, welche die Leute dort anmerkten!«

Das war, füge ich hinzu, nicht nur eine geschwinde homöopathische Kur — und damit etwas, was es auch sonst in Fülle zu beobachten gibt —, sondern eine realsymbolisch sehr ehrwürdige Kur, eine Verwendung der Schlange gegen die Schlange und ein regulärer Tempelschlaf im Bett des Herrn Rebent, das damit für drei oder vier Stunden zur Filiale eines Asklepios-Heiligtums wurde.

Nicht minder ehrwürdig — und nicht minder homöopathisch — ging, auf göttliches Geheiß, Moses ans Werk, als in der Wüste die Vipern gegen das Volk Israel ausgeschickt worden waren. Wiederum in Bubers Verdeutschung, (4. Buch Mosis, 21):

Da schickte ER gegen das Volk die Vipern,
die Brandnattern aus,
die bissen das Volk,
und viel Volk von Jissrael starb.
Das Volk kam zu Mosche, sie sprachen:
Wir haben gesündigt, daß wir gegen IHN
redeten und gegen dich,
setze dich bei IHM ein,
daß ER die Viper von uns wende.

Mosche setzte sich ein für das Volk,
und ER sprach zu Mosche:
Mache dir eine Brandnatter,
und tue sie an eine Bannerstange,
so sei es:
jeder Gebissene sehe sie an und er wird leben bleiben.
Mosche machte die Viper von Kupfer
und tat sie an eine Bannerstange,
und es war: hatte die Viper einen Mann gebissen,
blickte er auf die Viper von Kupfer und blieb am Leben.

Hier schon leuchtet das auf, was ich erstmalig 1941[3] »*Homöopathia Divina*« nannte und was alsdann mir und anderen in unerwartetem Ausmaß fruchtbar wurde für ein Erkennen, welches weit über das Pharmakon hinausreicht. Ob Baum in Eden, um den sich die Schlange ringelt, ob die schlangentragende Bannerstange des Moses, ob das Emporziehen der Schlange Kundalini am Rückgrat bei den Heil-Erwirkungen nach der Methode des Tantra-Yoga, ob der schlangenumwundene Baum oder Stab des Asklepios: überall ist vom Göttlichen her das Unheil geschickt worden und wird durch rechte Wendung und Ver-wendung dieses Ge-schicks auf wiederum göttliche Weise zum Heil. C. A. Meier sagt in seinem bereits erwähnten Buch über die antike Inkubination: »Es wird also in den antiken Heilstätten eine ausgesprochene Homöopathie betrieben: das Göttliche (die Krankheit) durch das Göttliche geheilt *(similia similibus curantur)*. Wenn die Krankheit eine so hohe Dignität hat, so bietet dies den großen Vorteil, daß man ihr auch *Heilsamkeit* zuschreiben darf.« Der göttliche Therapeut ist die Krankheit und zugleich das Heilmittel: »Er ist darum, weil er die Krankheit ist, auch selber krank ... und weiß als göttlicher Patient zugleich auch den Heilsweg.«

Asklepios, ursprünglich ein sterblicher Arzt, ist — was besonders Alphonse Maeder in seinem 1952 erschienenen Buch *Sendung und Aufgabe des Arztes* betont — auf allen uns bekannten Bildnissen durch den Zug tiefen Mitleids gekennzeichnet (Mit-Leiden, ähnlich leiden wie der Kranke: eine homöopathische Grundhaltung). Auch

[3] In der *Deutschen Zeitschrift für Homöopathie*, Heft 2.

der Kentaur Cheiron, durch den Asklepios die Heilkunst übermittelt bekam, war ein unheilbar Verwundeter — »also auch einer jener leidenden Heilkundigen« (C. A. Meier). Es sei andeutend vorweggenommen, daß im Mysterium von Golgatha die *Homöopathia Divina* so deutlich wird wie nirgends anderswo.

Die großen Heilmeister — das wurde an Jung-Stilling, insbesondere aber an Samuel Hahnemann zu zeigen versucht — erhielten ihre therapeutische Einweihung dadurch, daß sie mit dem Stab des Asklepios zu tun bekamen: und zwar zuerst als durch ihn in den ihrem Wesen entsprechenden *morbus sacer* Gewiesene. Sagt Hans Blüher in seinem *Traktat über die Heilkunde*, die Krankheit des Menschen sei die Erbsünde, gesetzt unter das *principium individuationis*, so geschieht auch die Einweihung des Therapeuten dadurch, daß er anfängt — im Doppelsinne des Initium —, sein Unheil zu erfahren.

War Asklepios ursprünglich sterblich und hernach erst ein Gott, so war Achill ursprünglich ein Heilgott. »Seine Waffe, die verwunden und heilen konnte, zeigte man den Gläubigen im Athena-Tempel zu Phaselis«, teilt uns Hermann Eduard Sieckmann in seiner Arbeit *Die älteste homöopathische Heilung*[4] mit. Mit dieser Lanze, diesem Wurfspieß, hatte Achill einst Telephos, den König von Mysien, verletzt, als die Griechen in dessen Land eindrangen. Nach dem Friedensschluß vermochten prominente griechische Ärzte die Wunde des Königs nicht zu heilen, welche lange Zeit weiterschwärte, bis er ein Orakel des Apoll befragen ließ. Ihm wurde die Auskunft: »Der die Wunde schlug, heilt sie auch!« So ließ sich der Kranke gen Troja bringen, wo die Griechen ihr Lager hatten, und ins Zelt des Achill. Achill gab ihm den Wurfspeer, aber alles war ratlos, wie man damit die Wunde heilen solle. Odysseus aber zog nochmals die Ärzte Podaleirios und Machaon zu Rate: dieselben, welche ehedem der Wunde keine Heilung bringen konnten. Nunmehr, erleuchtet durch die Orakel-Auskunft, schabten sie Rost vom Speer des Achill und streuten ihn auf die Wunde, die daraufhin in wenigen Stunden heilte. Sieckmann, der die Sage und ihre Bearbeitungen gründlich als Philologe durchforscht, sagt, daß es be-

[4] In der *Deutschen Zeitschrift für Homöopathie* 1942, Heft 8.

fremden müsse, von der Ratlosigkeit des Achill hinsichtlich der Wunderkraft seines Speers zu vernehmen: erst die Ärzte wendeten die Waffe heilsam an. »Offenbar hat die Persönlichkeit des Achill sich gespalten: Arzt und Held wurden getrennt. Ist er in das Gedächtnis der Nachwelt als der strahlende Pelide eingezogen, so hat die griechische Volksüberlieferung es niemals vergessen, daß er ursprünglich ein Heilender war. Als die Kunde von seiner göttlichen Abkunft sich verdunkelt hatte, hat die Phantasie sein Wesen als Arzt dadurch erneuert, daß sie ihm den Kentauren Cheiron, den geistigen Ahnherrn der griechischen Ärzte, zum Lehrer gab, der ihn in der Heilkunde unterrichtete. In der volkstümlichen Kunst ist er immer auch Arzt geblieben.«

Die Waffe heilte homöopathisch, »nicht *per idem,* sondern durch das Homoion« (Sieckmann), denn die Wunde entstand durch den Speer, die Heilung durch den Rost seiner eisernen Spitze, nicht also durch dasselbe, sondern durch ein Ähnliches — und auch der einstige Schleuderer der Waffe ist nicht derselbe geblieben, der Feind des Telephos, sondern ist zu einem um seines Gegners Therapie Bemühten geworden, ist ein Ähnlicher nur noch. Oxydation hat das Eisen der Waffe umgewandelt — Sieckmann hat den Mut, zu sagen: »sie ist mit Sauerstoff als Vehikel potenziert worden« —, und nun heilt die kleine Gabe davon. Wenn Sieckmann überdies hinzufügt, daß das griechische Wort für Rost zugleich auch Gift bedeuten kann, daß mithin Telephos streng homöopathisch mit Gift geheilt wurde, so möchte ich zugleich darauf hinweisen, daß auch die Bedeutung des Wortes *Pharmakon* ambivalent ist: es heißt sowohl Heilmittel als auch Gift. Arznei ist Gift. Das ist die erste große Einweihung, die die Schlange am Asklepios-Stab spendet. Samuel Hahnemann hat sie später in klar versteh- und klar anwendbare Form gebracht.

»In demselben Menschenalter, als Hippokrates im griechischen Kleinasien für den Similesatz die erste wissenschaftliche und bewußte Fassung fand, führte Euripides 438 in Athen seine homöopathische Tragödie Telephos auf«, berichtet Sieckmann, geheimnisvolle Zusammenhänge aufzeigend. Er meint mit der Formulierung des Hippokrates Sätze wie: »Man muß dem Kranken von demselben Wasser zu trinken geben, durch das er die Krankheit bekam«, oder: »Durch das Ähnliche entsteht eine Krankheit, und durch das Ähnliche, das man anwendet, werden aus Kranken Gesunde gemacht«. Auch Stiegele konstatiert bei Hippokrates ein Mitwirken des Simile-Gesetzes in seinem Verhalten als Arzt, ebenso August Bier. Unsere wissenschaftliche Welt wäre nicht, was sie ist, wenn nicht ein anderer Hippokrates-Interpret, Joseph Schumacher, das wiederum bestritte. Tischner endlich — seit je interessiert an der Vernichtung der Homöopathie durch ihre Einverleibung in die Schulmedizin (so sein wörtliches Bekenntnis!) — zerlegt das Simile in ein magisches, ein galenisches, ein homöopathisches (und dieses wiederum in ein dogmatisches und in ein naturwissenschaftlich-kritisches), um für seinen Zweck nur das eine, das in Parenthese letztgenannte, gelten zu lassen.

Selbstverständlich macht die therapeutische Einweihung nur mit dem *einen* Urphänomen Simile vertraut, welches vom Stabe des Asklepios genau so gültig repräsentiert wird wie von der Heilung des Telephos und von der sachgerecht gewählten und heilsam eingesetzten homöopathischen Arznei aus Hahnemanns Apotheke. W. Kranz und W. Leibbrand stellten fest, daß sich der älteste Gebrauch des Wortes *»Homoiopathes«* in Platons *Staat* findet, daß man bei Aristoteles dem Begriff *»Homoipatheia«* begegne und daß sich das Homoion-Problem »zweifellos als magischer Abkunft erweise«[5]. Auch auf die Merseburger Zaubersprüche weisen die Ausführungen des Psychiaters Leibbrand in diesem Zusammenhang mit Recht hin.

Zur therapeutischen Einweihung gehört jedoch nicht nur eine Tragödie wie die des Euripides, welche Erkrankung und Heilung des Telephos miterleben läßt, sondern das Eindringen in das Wesen der Tragödie überhaupt. Durch Erregung von Furcht und Mitleid — durch mitsinnige Ergriffenheit also — führt die Tragödie eine heilbringende Katharsis herbei. Daß die Psychotherapie weitgehend nach der gleichen Methode verfährt, ist weiter unter darzulegen.

Wie weit aber, so sei gefragt, reicht das Urphänomen Homöopathie — Heil-Erwirkung durch ähnliches Leiden —, wie weit reicht die

[5] In *Hippokrates*, 1943, Heft 25/26.

durch den Stab des Asklepios vermittelte Einweihung? Man kann, antwortet Hans Blüher, den Wert einer Kunst und den Wert einer Wissenschaft daran ermessen, ob sie sich auf diesem oder jenem Umwege in die ursprünglich sakrale Form zurückverwandeln lassen oder gar einen solchen sakralen Kern enthalten. Und dieser Antwort, die er im *Traktat über die Heilkunde* gibt, fügt er die gewichtigere in seinem Spätwerk *Die Achse der Natur* hinzu, daß er eines der wesentlichsten Kapitel des Buches »Theophrastus Paracelsus und Samuel Hahnemann als nobilitierende Genien der Medizin« überschreibt. Da heißt es von der *similitas medicinalis:* »sie trägt die Züge des Exakten wie in der Mathematik«. Den Satz *»similia similibus curantur«* bezeichnet Blüher als »das allein objektiv giltige Gesetz der Heilkunde« —: »Allopathische Heilungen gibt es nicht.» Wenn Blüher freilich meint, in der umstrittenen Hippokrates-Formulierung habe der Satz *»similia similibus curantur«* gesteckt, »auch Hahnemann las ihn; bei ihm aber schlug er ein«, so ist das historisch falsch. Was einschlug, war nicht eine undeutliche Formulierung des Alten aus Kos, sondern jener Stab des Asklepios selber, von dessen Mysterium oben ausführlich die Rede war. Was einschlug, war das Opfer, welches Hahnemann brachte. Was einschlug, war die Chinarinden-Tinktur.

Sehr richtig stellt Blüher in den *Parerga zur Achse der Natur* fest: »Durch den Eingriff des Genies wird eine bisher bloß empirische Wissenschaft zur gesetzlichen *nobilitiert.* Um das zu erweisen, war die Ergründung der ‚transcendentalen Struktur des Genius' notwendig (vgl. hierzu das gleichnamige Kapitel in der *Achse der Natur).* In einem gleichfalls bloß empirischen Zustand befindet sich noch heute die Medizin, die auch nur Erfahrungen sammelt. Ausgenommen ist hier die Oase um das Simile-Gesetz.«

Gewiß, leider ist es eine Oase geblieben. Aber auch ein heiliger Hain. Der Baum, den die Schlange umwindet, steht mitten darin.

Nur Eingeweihte finden nach wie vor dorthin. Oder, was auch zutrifft, sie werden von dorther gefunden.

Dann jedoch geht es nicht nur um ein Pharmakon, sondern um Gott, Welt und Mensch — und um das *Pharmakon athanasias,* um die Arznei der Unsterblichkeit. Sieckmann sagt in diesem Zusammenhange — und man möge es mir nicht verargen, wenn ich die Stelle zitiere[6]: »Dieses göttliche Heilverfahren hat Herbert Fritsche, das Simile zu kosmischem Range erhebend, *Homöopathia Divina* genannt. Ihm ist das hömoopathische Prinzip etwas Allumfassendes; es gibt nicht nur eine chemisch-kontrollierbare, pharmakologische Anwendung davon, ‚sondern auch ein homöopathisches Denken und Arbeiten auf physikalisch-therapeutischem, auf psychagogischem und philosophischem Gebiet'. Selbst wer guten Willens ist, erschrickt vor der Größe der Anstrengung, deren es bedarf, um an Hand dieses Aperçus, das trächtig wie wenige ist, Materie und Geist neu verständlich zu machen.«

Ich zitiere Sieckmanns Worte, weil ich den Leser um Nachsicht zu bitten habe, wenn ich der »Größe der Anstrengung«, deren das nachfolgend Darzulegende bedarf, nicht genügen sollte. Manches Vermächtnis habe ich damit anzutreten, insbesondere das zweier großer, verstorbener homöopathischer Therapeuten: des bereits mehrfach genannten Hermann Eduard Sieckmann, den eigenes Leiden zum klassischen Homöopathen gemacht hatte, und des großen homöopathischen Arztes und Denkers Emil Schlegel, welcher in seinem letzten Buch *Heilkunst als Weltmitte* bemerkt: »Die Geschichte meiner fast achtzigjährigen Krankheit will ich lieber nicht schreiben.« Am Schluß des tiefen Buches stehen die Sätze: »Schon jetzt, da wir noch säumig waren, haben andere Völker einen Aufschwung der praktischen Homöopathie angebahnt; *uns Deutschen bleibt aber jedenfalls die tiefste Deutung der Entdeckungen Hahnemanns vorbehalten. Wir spiegeln sie in die Mitte der Heilkunde, ja in die Weltmitte selbst, wohin ihr virtuelles Bild gehört und wo es wartet, bis sonnenhafte Augen es zur Geistesbefruchtung aufnehmen.*«

Wer dem schlangenumwundenen Baum einmal wachen Sinnes gegenüberstand, der muß ans Werk, solche Wartezeit verkürzen zu helfen.

[6] In *Hippokrates* 1949, Heft 10.

Aleister Crowley, der Magus und Poet, schrieb in seiner Studie *Das gefährliche Kraut (Die Psychologie des Haschisch)* Worte nieder, welche ganz besonders geeignet sind, als Motto über Hahnemanns Weg und Werk gestellt zu werden, nämlich: »Ich stehe auf seiten der Schlange: Erkenntnis ist immer wichtig, koste sie, was sie wolle.«

Samuel Hahnemann hat selbst ein ähnliches Motto gewählt für sein Hauptwerk, das *Organon*. Als dieses Buch 1810 erschien, nannte er es noch *Organon der rationellen Heilkunde*, aber von der 2. Auflage an (1819) bis zur 6., die er 1842 als die letztgültige, sechsundachtzigjährig, fertiggestellt hatte — und die erst 1921 erschien —, erhielt das Buch einen anderen Titel: *Organon der Heilkunst*. Der Weg des »nobilitierenden Genius der Medizin« hatte sich fortgewandt vom Rationellen, denn Hahnemann war inzwischen durch das Unsterbliche in ihm über die Aufklärung aufgeklärt worden —, hatte sich von der Kunde fortgewandt und nunmehr zur Kunst hin. Heilkunde — das ist eine akademische Disziplin, Heilkunst — das ist ein Initiations-Resultat. So trug denn das *Organon der Heilkunst*, seit es unter diesem Titel veröffentlicht wurde, ein sehr bezeichnendes Motto: *»Aude sapere!«* Es war der Spruch, den der Schüler Hahnemann einst über dem Portal der Fürsten- und Landesschule St. Afra in Meißen gelesen hatte und der sich ihm nun ganz neuartig erschloß. »Habe das Herz, Einsicht zu haben!« so verdeutschte er einmal diesen Imperativ — was an die Herz-Erkenntnis, die »Zentralschau« erinnert, um die Friedrich Christoph Oetinger als um das wesentlichste Weisheitswagnis rang. *»Aude sapere!«* besagt aber noch anderes. Es besagt, daß man der Schlange, dem Symboltier der Weisheit, begegnen muß — und das ist ein Wagnis ohnegleichen. Der Schlange, der zu begegnen (was ich im vorigen Kapitel zu zeigen bemüht war) geradezu die Abänderung des ersten Wortes der vorletzten Zeile von Schillers Gedicht *Das verschleierte Bild zu Sais* rechtfertigt: *»Wohl* dem, der zu der Wahrheit geht durch Schuld!« Anders kann man — handle es sich nun um die im Sündenfall-Mythos dargestellte Einweihung, um den Kundalini-

Yoga oder um die Homöopathie — wirklicher und wirkender Wahrheit, zeugender Weisheit nämlich, wohl nie begegnen: erst indem man Teilhabe am (im weitesten Sinne) Krankmachenden erleidet, wird man gewürdigt, Heil zu erwirken. Der »Sündenfall« — als das gefährliche Ja des Menschen zur Schlange — brachte dem Menschen, der vom Baum der Erkenntnis aß, die recht eigentliche Menschwerdung: *Homo sapiens* wurde er, einer, der sich mit der Weisheit, einer, mit dem sich die Weisheit eingelassen hatte. Ein in die Unsicherheit Gestürzter, ein dadurch Heilbarer. Daß Heilbarkeit Zuwachs des Wesens bedeutet, sei hier vorwegnehmend vermerkt.

Aber *sapere* heißt auch schmecken, Geschmack haben von Dingen, die gegessen werden. Wage also, das zu schmecken, was dir die Schlange anbietet! Wage den Geschmack dessen, was krank macht und infolgedessen auch heil!

Hahnemann tat das buchstäblich. Er nahm die bittere Chinarinden-Tinktur zu sich, um zu *erkennen* (nämlich um zu erkennen, wie ein Pharmakon wirkt). Was er mit diesem Wagnis erschmeckte — was er sich als jähe Erkenntnis einverleibte —, das war: Arznei macht krank. Er erkrankte an Symptomen des Wechselfiebers. Nun wußte er, warum Wechselfieber durch Chinarinden-Tinktur geheilt werden kann: weil es den Symptomen, die die Chinarinden-Tinktur erzeugt, wenn ein Gesunder durch sie krank wird (arzneikrank), mit seinen eigenen Symptomen ähnlich ist. Ähnliches heilt Ähnliches.

Hahnemann hat ab 1790, von jenem Initial-Versuch an, seine Homöopathie systematisch ausgebaut. Ihr Fundament ist mit dem gegeben, was er die »Reine Arzneimittellehre« nennt. Man kann die reine Wirkung einer Arznei nicht am Krankenbett kennenlernen, wie man das in den Jahrhunderten vor ihm versucht hatte: denn ein Kranker ist infolge seiner Erkrankung kein reines Objekt der Beobachtung. Die Erkrankung verändert, sei es nun durch Verschlimmerung oder beim Versuch des Organismus, sie in Genesung umzuwandeln, diesen Leib-Seele-Geist-Organismus fortwährend. Bringt man in ihn Arzneien, so weiß man grundsätzlich nie, ob das, was sich daraufhin ereignet, aufs Konto der Veränderungen, die mit dem

Erkrankungs- bzw. Wiederherstellungsgeschehen verbunden sind, aufs Konto der Arzneiwirkung oder aufs Konto eines Wirrwarrwirbels beider zu setzen ist. Am Kranken kann man, will man das Wesen einer Arzneiwirkung studieren, nur unreine und mithin wertlose Beobachtungen machen.

Die Arznei muß jedoch, um Arznei sein zu können, *eine* Eigenschaft unabdingbar haben: sie muß das menschliche Befinden verändern können. Aber wie verändert Chinarinde, wie Blei, wie Schwefel, wie Brechnuß oder welche Arznei auch immer das Befinden, wenn ich das nicht am Kranken studieren kann? Ich muß es statt dessen am Gesunden studieren, muß Arzneien auf ihn wirken lassen. Sie werden sein Befinden dann ebenfalls verändern — in der für eine jede spezifischen Weise —: aber verändertes Befinden eines Gesunden ist notwendig Veränderung seines gesunden Zustandes, ist krankes Befinden. Nimmt ein Gesunder — als Arzneimittelprüfer — einen bestimmten Stoff planmäßig in sich auf, so erzeugt solche Prüfung vom Normalbefinden abweichende Erscheinungen an und in ihm, erzeugt eine Symptomengesamtheit der für das geprüfte Mittel charakteristischen »Arzneikrankheit«.

Nur ein solches Bild ist ein *reines* Arzneimittelbild. Hahnemann wagte — und ließ hernach seine Angehörigen und seine Schüler dasselbe wagen —, die krankmachenden Wirkungen der Pharmaka im eigenen Leib-Seele-Geist-Organismus buchstäblich »in die Erscheinung treten zu lassen«. Die Protokolle solcher Prüfungen, die Symptomenregister, ergeben die »reine Arzneimittellehre«, ohne die Homöopathie im Sinne Hahnemanns nicht zelebriert werden kann.

Wer Homöopath sein will, muß derartige Wirkbilder kennen — am besten von eigenen Arzneimittelprüfungen her —, er muß die Symptomenregister der Prüfungsprotokolle so zu handhaben wissen, daß er »ins Bild kommt«. Die jeweilige Symptomengesamtheit eines Mittels ist dessen Wirkbild. Ist man eines solchen Bildes gewahr- und innegeworden (am besten wiederum: durch Innewerdung gewahrgeworden), so hat man ein therapeutisches Instrument —: dann nämlich, wenn einem ein diesem ähnliches Krankheitsbild begegnet. *»Similia similibus curentur!«*, so lautet die Ähnlichkeits-

anweisung (wie O. Leeser es treffend nennt, statt von Ähnlichkeits*regel* oder Ähnlichkeits*gesetz* zu reden) in Hahnemanns eigener Formulierung: »Ähnliches werde durch Ähnliches geheilt!« Es werde: das ist ein Auftrag, etwas zu Leistendes. Nicht: es wird *(»curantur«)*, denn *ob* es durch Homöopathie geheilt wird oder nicht, hängt von der therapeutischen Aktivität des Helfers ab, hängt davon ab, ob ein solcher Helfer auftritt und sich eine solche Heilung angelegen sein läßt. Freilich steht hinter der Ähnlichkeitsanweisung ein Urphänomen und mithin ein aus diesem erfließendes Gesetz, jedoch was nützt das, wenn man sich nicht der Anweisung Hahnemanns *bedient?* Das Urphänomen und das aus ihm erfließende Gesetz waren ja seit je Wirklichkeit, nur hatte sie bis zu Hahnemann kein Therapeut auf klare Weise wirkend zu machen vermocht. »Ähnliches *wird* durch Ähnliches geheilt«, das ist eine Aussage und sogar eine richtige, die aber — wie gar vieles, was richtig ist — ohne weiteres unfruchtbar bleiben kann. »Ähnliches *werde* durch Ähnliches geheilt!« — das ist eine Anweisung, ein Imperativ, der Beginn einer Apostelgeschichte.

Nachdem Hahnemann das Faktum entdeckt hatte: Arznei macht krank (den Gesunden) und das weitere Faktum: Arznei macht nur dann gesund, wenn ihr am Gesunden ermitteltes, ihn krankmachendes Wirkbild demjenigen Bilde ähnlich ist, welches ein Kranker mit seiner Symptomengesamtheit darbietet, kamen Feinheiten in Fülle zu ebenjenen beiden Fundamenten, zur reinen Arzneimittellehre und zur Ähnlichkeitsanweisung hinzu.

Bevor davon gehandelt werden soll, ist kurz darzustellen, daß Hahnemann nicht der erste Kenner des Prinzips *similia similibus* — als eines arzneilichen Prinzips — gewesen ist, auch nicht der erste Ergründer von Arzneiwirkungen am Gesunden. Aber ihn erst ergriff, er erst ergriff das Urphänomen Simile so zentral und so ganz, daß eine wirkliche Initiation und von ihr her ein wirkendes Initium zustande kam: Homöopathie als Sicherheit gewährende Heilkunst gibt es erst von 1790 an. Hahnemann, der Gott als den Initiator der Homöopathie erkennt, sagt in der Einleitung des *Organon:* »Es war hohe Zeit, daß er (nämlich Gott) die Homöopathie finden ließ.«

Über Vorgänger nahm das vorige Kapitel bereits einiges vorweg. Ernstlich kann von einer das Arzneiprinzip meinenden Erkenntnis des Simile erst bei Paracelsus gesprochen werden. Hahnemann mißkannte — darin ganz Kind seiner Zeit — seinen Vorgänger Paracelsus total, aber war ihm — dem von ihm Abgelehnten — nicht nur im Wesen, sondern sah ihm sogar im Leibe verblüffend ähnlich. Diese Ähnlichkeit, von der sich jeder überzeugen kann, der die Augustin Hirschvogel zugeschriebenen beiden authentischen Paracelsus-Porträts mit den Bildnissen Hahnemanns vergleicht, hat Hans Blüher veranlaßt, Hahnemann für eine Reinkarnation des Paracelsus anzusehen. Der betont germanische Christ Blüher ist Asiat — ist Jude, ist Inder genug, um mit den Kabbalisten und mit den Hindus von der Wiederverkörperung zu wissen. Paracelsus habe, schreibt Blüher in der *Achse der Natur*, sein Wissen um das Simile erst *als* Samuel Hahnemann experimentell beweisen können. Ich meine, daß große Wesens- und Leibes-Ähnlichkeit zweier Menschen verschiedener Zeiten weit eher gegen ihre insgeheime Identität — *sub specie reincarnationis* — als für diese spricht. Man macht nicht in zwei verschiedenen Schulklassen dasselbe Pensum durch, und man macht in ihnen auch nicht dieselbe Figur. Aber sei dem wie ihm sei: daß Paracelsus und Hahnemann einander weitgehend ähneln, ist deutlich. Ich habe das in meinem Buch *Hahnemann; die Idee der Homöopathie* immer wieder dargestellt — und weil es so eklatant ist, hat W. Leibbrand es hernach bestritten (übrigens ein außerordentlich verdienstvoller Autor, der nur — nahezu krampfhaft — all das abweist, was nicht mit seinem eigenen Finden in Zusammenhang steht).

Schon in seiner frühen Schrift *De spiritu vitae*, die er 1526/27 verfaßte und von der wir nur Bruchstücke besitzen, sagt Paracelsus über die Arznei, sie müsse so beschaffen sein, daß in ihr *»materia in materiam* kämpfe *et agat simile in suum simile«*. Das ist noch nicht sonderlich klar ausgedrückt. Klarer klingt es, wenn er als Hochschullehrer in Basel 1527 sagt, auf keine Weise werde eine Krankheit *per contraria* — also mit entgegengesetzt wirkenden Mitteln — geheilt, *»sed quodlibet suo simile«*, also mit Hilfe des Simile. In einer anderen Vorlesung schrieb ein Hörer mit: *»sic similia ad simi-*

lia addiderunt et similia similibus curantur«, was bereits die klassische Formulierung enthält. Im *Paragranum* des Paracelsus heißt es: Weißt du, daß eine Krankheit arsenikalisches Gepräge hat, so zeigt dir das die Kur an, denn Arsenik heilt Arsenik, Anthrax heilt Anthrax, wie Gift nun einmal Gift heilt. Darum heilt ein Mensch den andern — und zwar weil die gleiche Anatomei da ist; gleiche Anatomei heilt wechselseitig. (Ich gebe das in eigener Eindeutschung wieder, nicht in der willkürlichen Sprachform der Sudhoffschen Ausgabe, folge aber bei der Zitaten-Wahl weitgehend einem — meines Wissens nicht veröffentlichten — Studienblatt über Paracelsus und das Simile, welches Karl Bittel niederschrieb und worin er alles Wesentliche besser zusammentrug als jeder Autor vor ihm). Anatomei —: das bedeutet bei Paracelsus so viel wie Physiognomik. Hat eine Krankheit arsenikalische Physiognomik, weist sie Arsenik-Signaturen auf, so kann sie durch Arsenik geheilt werden. Dabei geht Paracelsus spagyrisch zuwege, er gibt nicht Arsenik als massive chemische Gabe, sondern als alchymische Zubereitung, als veredeltes Pharmakon. Auch gibt er die kleine Dosis, zu deren Gunsten er sagt, die »Tugend« einer Arznei sei quantitativ nicht faßbar, sei imponderabel: denn sowenig man ein Fünklein wiegen kann, das ein Haus in Brand steckt, sowenig ist die Arzneitugend wägbar, wenn sie den Organismus heilbringend anfeuert.

In der Schrift über die »Bergsucht«, in der er 1533/34 die Berufskrankheiten der Bergleute und Metallurgen bespricht, sagt Paracelsus, solche Krankheiten kämen durch Vergiftung mit Mercurius, Sulfur und Sal zustande: deshalb solle auch die Arznei mercurischen, sulfurischen oder salinischen Charakters sein. Da ist z. B. ein Bergmann, der Silbererz bearbeitet — und weil er das tut, wird er krank. Nimmt er jetzt aber das Erz, mit dem er umgeht, und läßt das darin enthaltene Silber herausschmelzen, so findet er dabei, was ihn krank machte, und findet zugleich, was ihn gesund machen kann. Der »Dunst« — Bittel verdeutscht sehr feinsinnig: der Hauch —, den das Erz ausströmt, ist ein Simile. Paracelsus sagt das verklausuliert, aber eindeutig in diesem Sinn. Wer Arsenik einnimmt, erklärt er an anderer Stelle, der kommt rasch zu Tode, wer jedoch nicht das *corpus* des Arsenik verwendet, sondern dessen *spiritus*, der erlebt eine lange währende Arsenik-Wirkung. Die Wirkungen bestimmter, in schwachen Gaben (als *spiritus*, nicht als *corpus)* eingenommener Gifte kennt er, gelangt jedoch nicht deutlich zu einer reinen Arzneimittellehre im Hahnemannschen Verstande hin.

Immerhin weiß er, daß — so formuliert er es wörtlich — dasjenige, was Gelbsucht verursacht, auch Gelbsucht heilen kann, aber zu diesem Zweck darf es nicht unverarbeitet gegeben werden (denn dann ist Böses und Gutes darin), sondern muß spagyrisch zu einem Arcanum veredelt werden, zu einem Pharmakon, in welchem das Gute vom Bösen abgetrennt wird, so daß es nur noch mit seinem Guten wirksam werden kann. Später sagt er vom Pharmakon, die subtilste Essenz sei die, welche Luft wird. Mineralien, die krank machen, z. B. Salz, Vitriol und Alaun, wirken als Heilmittel, wenn sie hauchartig »mit Maß, Zeit und Stunde« gebraucht werden — und sie heilen dann »nach Ordnung der Konkordanz«: »wie die Krankheit und die Arznei zusammengehörig sind«. Mit der »Ordnung der Konkordanz« ist Paracelsus gewißlich ein Vorläufer Hahnemanns. Auch der Paracelsist und Rosenkreuzer-Apologet Robert Fludd ist es, wenn er lehrt, man könne die Phthise mit dem arzneilich verarbeiteten Sputum des Phthisikers heilen. Solche Methodik — die Verwendung von »Autonosoden« — wird gern nach dem Tierarzt Lux, der sie im Anschluß an Hahnemanns Werk zum Heilprinzip erhob, Isopathie genannt: Heilung nicht durch Ähnliches, sondern durch Gleiches. Eine Isopathie kann es nicht geben. Verarbeitetes Sputum eines Kranken ist, wenn man es ihm als Arznei gibt, nicht das Gleiche, was ihn erkranken ließ, sondern etwas diesem nur noch Ähnliches. Auch die Eigenblutbehandlung unserer Zeit ist keine Isopathie: das der Vene entnommene Blut macht, während es außerhalb des Blutgefäßes in der Injektionsspritze verweilt, ebenjene Veränderung durch, auf Grund deren es heilsam ist. Aus dem Gleichen wird auch hier ein Ähnliches. Genau das gilt auch von der Eigenharn-Therapie und verwandten Methoden.

Ein einsamer Vorläufer Hahnemanns war Anton Stoerck, der 1803 als zweiundsiebzigjähriger Arzt starb. Stoerck hatte Arzneien, z. B. Schierling, an sich selbst erprobt, ehe er sie am Krankenbett einsetzte — doch das geschah, um zu erkunden, ob eine solche Arznei auch nicht etwa gar zu schädlich sei. Immerhin steht in Stoercks 1762 erschienenen Schriftchen über Versuche mit Stechapfel, Bilsenkraut und Sturmhut — drei recht giftigen Pflanzen also — folgende Überlegung verzeichnet: »Wenn Stramonium (Stechapfel) durch Verwirrung des Geistes Gesunde geisteskrank macht, warum darf man nicht den Versuch machen, ob es nicht, indem es den Geisteskranken und Verrückten die Gedanken und die Sinne stört und ändert, Geistesgesundheit geben und den mit Krämpfen Behafteten anderseits die Krämpfe nehmen könne?« (Zitiert in Tischners Verdeutschung.) Stoerck hat denn auch in dieser Richtung therapeutisch umhergetastet, aber mit so wenig am Gesunden ermittelten Prüfungssymptomen und auch so gelegentlich nur, daß von einer zielbewußten Homöopathie keine Rede sein konnte.

In den Jahrtausenden der Medizingeschichte vor Hahnemann gab es nur Heilungen auf magischem oder verwandtem Wege — und darin steckt stets geahnte, gewußte oder auch ungewollte Homöopathie — sowie (wenn diese Formulierung erlaubt ist:) vorhomöopatische homöopathische Heilungen. Außerdem gab es die Chirurgie, die technische Nothilfe, die zwar oft Rettung bringt (nicht nur bei Unfällen und Verletzungen, auch in Extremsituationen auf internistischem Feld), niemals aber Heilung. Heilung ist — das sagt Blüher mit Recht und vor ihm schon Dahlke — narbenlos. Wo die Medizin aber als Wissenschaft auftrat, wo sie Methoden verkündete, da war sie allopathisch: sie lehrte, ein Leiden habe man durch die Erzeugung des ihm entgegengesetzten Leidens zu behandeln *(contraria contrariis!)*, eine Verstopfung durch ein Durchfall erzeugendes Abführmittel, ein Fieber durch temperaturherabsetzende Arzneien usw. Für allopathisches Denken hat Arzneiprüfung am Gesunden kaum einen Sinn. Der homöopathische Prüfer will ein Simile ermitteln, ein Prüfungsergebnis, von dem her er Ähnliches suchen kann: er ist auf Ähnlichkeiten aus. Der Allopath auf Gegensätze. Prüft er als Gesunder eine Arznei, so ruft das auch an ihm krankhafte Symptome hervor. Da er nun deren Gegensatz sucht, der Gegensatz des Krankhaften aber die Gesundheit ist, kommt er am schnellsten in den Besitz dieses Gegensatzes, wenn er den Versuch abbricht. Noch besser: er beginnt ihn gar nicht erst.

Der Allopath steht dem Sinn der Symptome so fern wie dem Geheimnis des Leidens überhaupt. Symptome müssen — so denkt und praktiziert er — durch ihnen Gegensätzliches, durch ihr *contrarium*, unterdrückt, hinweggedrückt werden. Bei diesem Bestreben legt er sein Denken und Handeln an die Hundekette der Kausalität: als Wissenschaftler, dem Fortschritt der Forschung verhaftet, ist er an der Ursache der Krankheit interessiert, d. h. an den »Schärfen im Blut«, an der »über- bzw. unterreizten Faser«, an der »Entmischung der Säfte«, an der »veränderten Zelle«, am Bacillus, an der hormonalen Insuffizienz, an der Elektrolytverschiebung, an der vegetativen Dystonie, an der Diencephalose usw. usw., um nur einige solcher gültig gewesenen, ungültig gewordenen oder zur Zeit noch im Schwange befindlichen Ursachen spaßeshalber einmal namentlich aufzuführen. Weiß ich erst einmal (es müßte heißen: weiß ich wieder einmal) die Ursache einer Krankheit, dann kann ich kausal gegen sie vorgehen. Und indem er das Kausale anstrebt, gelangt er zur bloßen Symptomunterdrückung.

Ganz anders der streng phänomenologisch forschende und handelnde Hahnemann. Für ihn ist die *eigentliche* Ursache des Erkrankens jeweils etwas im Unsichtbaren Verborgenbleibendes: eine Verstimmung des Lebenskräfte-Waltens, der Dynamis. Was die Erkrankung in ebenjener Zone des Unerkennbaren sein mag, ist unwichtig. Wichtig ist, als was sie sich manifestiert, wie sie »in die Erscheinung tritt« — und das tut sie, indem sie sich durch Symptome als eine sie charakterisierende Symptomengesamtheit kundtut. Die Symptome machen alles Wissenswerte offenkundig. Nur wo Erkrankung Phänomen wird, wird sie bemerklich, wird sie überhaupt erst wirklich. Darin denkt Hahnemann wie Goethe, welcher sagte: »Man suche nur nichts hinter den Phänomenen, sie sind selbst die Lehre.«

Was führt den Kranken zum Therapeuten? Doch nur, daß er in seinem subjektiven Befinden und auch an seinem objektiven Bestande Erscheinungen wahrnimmt, die ihn quälen. Die Erkrankung ist gar nichts anderes als die Gesamtheit ebendieser Erscheinungen. Sind sie verschwunden, so ist kein Kranker mehr da, sondern wieder ein Gesunder.

Die Symptome sind aber — in ihrer Gesamtheit — von höchstem Wert für die Therapie, denn sie ermöglichen, ja sie fordern das Heilmittel, das Simile. Nur wenn der Therapeut die Symptome wahrnimmt — die subjektiven durch den Bericht des Kranken, die objektiven durch Untersuchung —, nur wenn er sich von ihnen leiten läßt: zum Simile hin, zu jenem Pharmakon, das einem Gesunden ein ähnliches Leiden, eine ähnliche Symptomengesamtheit aufprägen würde, nur dann kann er durch Verordnung dieses Mittels die Symptomengesamtheit des Kranken auflösen und ihn damit heilen. Das geht unter Außerachtlassung aller kausalen Spekulation vonstatten.

Ich sagte: der Allopath will kausal vorgehn und unterdrückt nur Symptome, kuriert nur symptomatisch, palliativ, d. h. die quälenden Symptome bemäntelnd. Der Homöopath bleibt bei den Symptomen, läßt das Kausale außerhalb seines Denkens und Handelns und erreicht, indem er symptomatisch vorgeht, die kausale Heilung: die Erkrankung verschwindet wirklich, mit ihren Erscheinungen verschwindet auch die ihnen zugrunde liegende Verstimmung der Dynamis. Eine fast groteske Paradoxie.

Freilich walten da tiefe Geheimnisse. Den gesunden Prüfer einer Arznei kann diese nur krank machen, indem sie das verborgenste Unerkennbare in ihm anspricht, woraufhin es mit Symptomen antwortet. Auch im Kranken ist dieses sein verborgenstes Unerkennbares angesprochen worden und ruft Symptome hervor. Sind die der Prüfung, die des Kranken einander ähnlich und wird infolgedessen die Simile-Arznei eingesetzt, so kommen zwei konkordante Hervorrufungen miteinander ins Gespräch: *Abyssus abyssum invocat,* ein Abgrund ruft dem andern. Insofern ist die Homöopathie — und das versteht nur, wer hier vernehmend folgen konnte — auch eine Heilung durch Zaubersprüche.

Jedoch, kehren wir zu den Feinheiten zurück, die Hahnemann während der Weiterentwicklung den Fundamenten seiner Homöopathie — der Arzneiprüfung am Gesunden und der von daher ermöglichten Ähnlichkeitsanweisung — hinzufügte! Zunächst war es wichtig, die Prüfungsmethodik fein zu gestalten. Vergiftungen durch ein Pharmakon, wie die Toxikologie sie kennt, bringen wenig Gewinn für die reine Arzneimittellehre. Einer, der sich (gleichgültig, ob mit oder ohne Absicht) brutal vergiftet, wird vom in seinen Organismus massiv eingedrungenen Gift rasch darniedergerannt. Eine feinere Wahrnehmung des sukzessiven Sichentfaltens charakteristischer Symptome kommt auf solche Weise nicht zustande. Der Prüfer muß also behutsam vorgehen, mit kleinen Gaben des zu prüfenden Mittels beginnen und durch langsame Steigerung das Werden der für dieses Mittel typischen Symptome kennenlernen —: zur Physiognomik einer Arznei, zu dem sie kennzeichnenden Wirkungsbild, gehört auch dessen Symptomatik in der Dimension der Zeit. Es gilt, auch die feinsten Differenzierungen des Wirkungsbildes hervorzulocken. Prüfen ist eine Kunst. Aber auch das Wahrnehmen von Bildern ist eine. Und das Wahrnehmen von Ähnlichkeiten erst recht. Eine »objektive« homöopathische Methodik kann es niemals geben, weil die Auffindung von Ähnlichkeiten, die das A und O der Homöopathie ist, die subjektive Leistung eines Subjekts ist, also eine Begabungssache. Wer in dieser Hinsicht un- oder schwachbegabt ist, der scheidet — aus Berufungsmangel — für den Beruf des Homöopathen aus wie der Unmusikalische für den des Musikers. Ermöglicht die Homöopathie Hahnemanns das, was er vor 1790 so schmerzlich vermißte, nämlich Sicherheit am Krankenbett, so ermöglicht sie das selbstverständlich nur dem Begabten, dem, der's kann. »Kunst kommt von Können, käme es von Wollen, so hieße es Wulst«, sagt Nietzsche. Und Therapie ist Kunst, nicht aber Wissenschaft — ist nicht »rationelle Kunde«, wie Hahnemann zunächst meinte, sondern Heilkunst.

Da taucht sogleich ein Problem auf. Knüpft sich die Prüfung durch Gesunde bereits an Individuelles — Prüfung ist Kunst —, so fragt es sich, ob nicht jeder Prüfer auch, wenngleich die Grundwesenszüge der reinen Arzneiwirkung eines bestimmten Stoffes bei den verschiedenen Prüfern dieselben bleiben werden, sein recht individuelles Prüfungsergebnis erzielen wird. So ist es in der Tat. Das wird zu wenig beachtet in der Homöopathie. Diese sollte stets aufmerksam und skeptisch werden, wenn statt vom Ähnlichen vom Gleichen die Rede ist. Erzielen zehn Prüfer ein und derselben Arznei, Mann für Mann, das gleiche Ergebnis? Nein. Die zehn Prüfungen ergeben charakteristische Arzneimittelbilder, welche nicht miteinander identisch, sondern einander überaus ähnlich sind. Jedes hat seine individuelle Note.

Das ist nicht verwunderlich. Zunächst ist keine therapeutische Methode in so allerhöchstem Maße individualspezifisch eingestellt wie die Homöopathie Hahnemanns. Für Hahnemann gibt es keine Krankheit, die man mit einer Diagnose kennzeichnen könnte, von der her sich alsdann das passende Mittel ergibt. Er kennt nur den Kranken. Jeder Kranke ist ein nie zuvor vorgekommener und nie hernach irgendwann wieder einmal vorkommender Sonderfall. Er braucht nicht ein Simile für eine *Krankheit*, z. B. für eine Angina, sondern für *sich*, ganz so wie er mit der Gesamtheit seiner Symptome daherkommt. Eine Krankheits-Diagnose bedeutet für den Homöopathen nichts oder höchstens einen Terminus technicus, um sich im Esperanto der nichthomöopathischen Kollegen verständlich machen zu können. Der Homöopath ist auf eine andere Diagnose aus, auf die Arzneimittel-Diagnose. Er fragt nicht: hat mein Patient eine Angina? —, er fragt vielmehr: ist das ein Mercurius- oder ein Sulfur- oder ein Belladonna-Patient usf.? Es gibt Kranke, die u. a. die von der Schulmedizin Angina benannten Symptome aufweisen und von denen der eine dabei Quecksilber braucht, der andere Schwefelleber, ein dritter Kieselsäure, ein vierter Tollkirsche —: ja, man kann guten homöopathischen Gewissens sagen, daß bei jeder Diagnose im schulmedizinischen Sinne jedes homöopathische Mittel, je nach sonstiger Lage des Falles, jeweils nötig sein könnte. Ob der Kranke blond oder brünett ist, sagt Emil Schlegel, ist für mich unter Umständen wichtiger als die Ermittlung des Namens, unter dem seine Erkrankung von der Ärzteschaft registriert zu werden pflegt.

Bereits das extrem Individualspezifische der Homöopathie legt nahe, daß auch der Prüfer Individuum bleiben und daß sein Resultat mithin individuell sein wird. Karl von Petzinger, ein weiß Gott echter Homöopath in Hahnemanns Sinne, zieht hier sogar eine der Grenzen der Homöopathie. Das wirkliche Simile eines Kranken läßt sich eigentlich nur finden — so etwa argumentiert er —, wenn

ich wüßte, wie ebendieser Mensch im Zustande der Gesundheit auf das Mittel reagieren würde, das mir als Simile für ihn in Frage zu kommen scheint. Im Grunde müßte jeder Mensch sämtliche Arzneien geprüft und das Prüfungsergebnis protokolliert haben, solange er noch gesund ist —: dann erst, von *seiner* »reinen Arzneimittellehre« her, kann ich mit *absoluter* Sicherheit auch *sein* Simile ermitteln. Da solches jedoch eine Idealforderung ist, muß ich — meint v. Petzinger — die Frage, wie wohl gerade *dieser* Patient hier als Gesunder auf eine Prüfung desjenigen Mittels, das mir *sein* Simile zu sein *scheint,* reagiert haben *würde, in praxi* stets *intuitiv* beantworten. So gibt er der Intuition entscheidend Raum im homöopathischen Heilwirken — mit Recht, wenn auch wohl etwas reichlich zuungunsten der Sicherheit.
Aber die Problematik dessen, was sich aus der Tatsache, daß jeder Mensch ein unaustauschbares Individuum ist, auch für die Details der Prüfungsergebnisse geltend macht, besteht *de facto.* Ihr tritt eine andere, jedoch verwandte Problematik an die Seite. Der Prüfer muß, um reine Arzneiwirkung zu ermitteln, ein gesunder Prüfer sein. Aber wo gibt es »den« Gesunden?
Hier können wir in den *Labyrinthus medicorum* geraten, bis uns Hören und Sehen vergeht. So weit wollen wir es zwar nicht kommen lassen, denn ohne Hören sind keine subjektiven und ohne Sehen keine objektiven Symptome der Patienten erkundbar, womit dann alle homöopathische Therapie gegenstandslos geworden wäre. Jedoch ein wenig — nicht gleich in heroischer Dosis — wollen wir uns dennoch den Fragen aussetzen, die im Zusammenhang mit »dem« Gesunden aufklingen. Er, »der« Gesunde, steht ja nicht nur — als Arzneiprüfer — am Anfang der Homöopathie, sondern ist auch deren Ziel (wie das aller Heilkunst). *Wohin* habe ich meinen Kranken zu heilen?, so lautet die Frage, die sich der Therapeut zuallererst stellen muß. Die Antwort ist banal: zur *Gesundheit* selbstverständlich! Aber was ist »die« Gesundheit? Millionen Male erklang (und erklingt) die ärztliche Antwort: die *Norm!*
Was ist die Norm? Bei dieser Frage erweist sich schon, wie wenig die Heilkunst mit bloßer Naturwissenschaft (im Sinne des aus-

gehenden 19. Jahrhunderts und seiner häßlichen Spätgeburten) zu tun hat. Die Hinführung des Patienten zur Norm ist ihr Ziel. Um dieses Ziel erreichen zu können, muß sie es kennen. Naturwissenschaft aber kann Norm nur naturwissenschaftlich ermitteln: statistisch. Norm ist für sie der Durchschnittsbefund. Der Durchschnittsbefund des Menschen unserer Zeit ergibt u. a., daß er z. B. ein kariöses oder unvollständiges Gebiß hat, daß er jenseits der Lebensmitte an Kreislaufstörungen leidet usw. Tatsächlich pflegen Ärzte, die mit Hilfe der Naturwissenschaft eine — durch das Cerebraltrauma des Staatsexamens oft noch legitimierte und fixierte — Nichterleuchtung hohen Grades erlangten, einem Patienten, der solche Leiden klagt, in beruhigender Absicht zu versichern: »Wie alt sind Sie? Fünfzig? Dann ist das ganz *normal.«* Gewiß, der Durchschnittsbefund ergibt ein solches Bild, wie es der Patient darbietet, aber da die Norm das Ziel der Therapie sein soll, ist hier der Wahnwitz zustandegekommen, daß ein Krankheitsbefund, indem er als »normal« angesprochen wird, an die Stelle des Ziels tritt.

Das Wesen dessen, was man Norm nennt — und was selbstverständlich mit dem Durchschnittsbefund nichts anderes zu tun hat, als daß es sich hocharistokratisch von ihm abhebt — ist, um mit Schiller zu sprechen, »keine Erfahrung, das ist eine Idee«. Schiller formulierte das bekanntlich Goethe gegenüber, als dieser ihm die Metamorphose der Pflanzen dargelegt und die Urpflanze skizziert hatte. Goethe, »verdrießlich einigermaßen«, erwiderte darauf: »Das kann mir sehr lieb sein, daß ich Ideen habe, ohne es zu wissen, und sie sogar mit Augen sehe.« Das ist's! Eine Idee, aber man muß sie sogar mit Augen zu sehen vermögen — mit dem »Weimarer Blick«, wie ich solches in meinem Buch *Der Erstgeborene* nannte —, damit sie sich in ein anpeilbares Zielbild verwandle.

Praktisch bedeutet das, »den« normalen Menschen — da er eine Idee ist — gibt es nicht auf irdischem Terrain. Es gibt keinen schlechthin Gesunden. Auch der als gesund bewertete Prüfer einer Arznei kann, auf seine Weise »krank« wie jeder andere Gesunde ebenfalls, nur von seiner individuellen Situation her prüfen, von seiner Konstitution, von seinen Dispositionen, Schwächen und besonderen Empfindlichkeiten her. Je mehr er solcher Empfindlichkeiten hat, ein desto besserer Prüfer ist er. Welche Paradoxie wiederum! Je »kränker« seine »Gesundheit« ist — je anfälliger (und damit auch anfälliger für die Arzneiwirkung) —, desto reicher wird das Prüfungsresultat.

Hier hilft das weiter, was Graf Hermann Keyserling in dem »Kosmopathische Seelen« überschriebenen Kapitel des ersten Bandes seiner Selbstbiographie *Reise durch die Zeit* sagt. Da heißt es: »Jedes Menschen Existenzbedingung sind besondere, einzige, folglich kann eine Beziehung zum Weltall durch keine allgemeingültige Formel ausgedrückt werden.« Keyserling berichtet dann weiter davon, daß er in jungen Jahren die Labilität seines Gesamtorganismus, die physiologische Grundlage seiner positivsten Eigenschaften, noch nicht als jenes Aktivum bewertet hatte, als das er es später zu nützen wußte. Er spricht von der überschwenglichen Eindrucksfähigkeit, die den wahren Weltweisen kennzeichne. »Nur auf subjektives Affiziertsein kommt es beim spezifisch menschlichen Erleben an. Objektiv wirkt natürlich der ganze Kosmos, in der Dimension des konkreten Raumes sowohl als der konkreten Zeit ..., auf jeden Teil des Organismus ein. Dies beweist allein schon die Möglichkeit der Medikation: Mineralien, organische Produkte, klimatische, atmosphärische, seelische, geistige Einflüsse — sie alle können, je nach den Umständen, je nach Ort und Zeitpunkt, heilen und verderben, was unvorstellbar wäre ohne Affizierbarkeit des Gesamtorganismus durch alles, was im Weltall vorgeht.« In der Tat, so ist es. Ich werde sehr viel weiter unten dazu noch einen, wie mir scheint: entscheidenden Deutungsbeitrag zu geben haben. Wichtig ist jetzt Keyserlings Konsequenz, mit der er — wie immer von *sich* ausgehend — sagt, »daß die ersehnte letztgültige Erkenntnis eine besondere Physiologie voraussetzt, und seither pflegte ich meine Impressionabilität und Verwandelbarkeit, meine Emotivität und Leidensfähigkeit, ... anstatt sie zu bekämpfen«. Leidensfähigkeit, die auch wiederum jeder auf seine Weise hat, ist etwas »Krankhaftes« und etwas Urgesundes zugleich, dann nämlich, wenn der Leidensfähige ein bedeutender Mensch ist. Ohne seine Leidensfähigkeit könnte er das nicht bleiben, ohne seine Affizierbarkeit und Impressionabilität — und ohne es zu bleiben, bliebe er auch nicht gesund. In seinem »Krankhaften« ist sein Gesundsein gegründet. »Je bedeutender ein Mensch, in desto höherem Grad also ist er plastisch«, stellt Keyserling mit Recht fest —: je bedeutender, desto beeindruckbarer. Die brutale Gesundheit ist nicht durch Leidensfähigkeit, durch Kosmopathie, gekennzeichnet: deshalb ist sie krank, ganz anders, weit mehr zum Tode hin krank als die auf andere Weise kranke Gesundheit dessen, der sich als universell leidensfähig erweist.

Sagt Keyserling weiterhin vom echten Philosophen, »dieser sollte unmittelbar vom Kosmos als solchem, von der Ganzheit alles Daseienden affiziert werden und diesen Zusammenhang übertragbar machen«, sagt er weiterhin, solches könne jedoch nur sukzessive »und an gewissen kritischen Punkten« geschehen, so weist er wiederum auf ein »Krankhaftes« hin, welches den wirklich Weisen erst möglich macht. »Kosmos-Bewußtsein setzt eine übermenschliche Physiologie voraus, und die gilt es heranzubilden; *hier* den Weg zu bereiten, ist die letzte Aufgabe des Philosophen in dieser Wendezeit.«

Ist es mithin schlimm, daß der gesunde Prüfer nie ein wirklich gesunder *ist*? Er darf es ja gar nicht sein! Indem er auf seine unaustauschbare individuelle Weise die Krankheit seiner Gesundheit bei der Prüfung mitwirken läßt, kommen — von Prüfer zu Prüfer — immer bessere, immer brauchbarere Arzneiwirkungsbilder zustande. Das mag dem, der nicht die paradoxe Struktur der Wahrheit kennt und anerkennt, befremdlich klingen. Die Homöopathie hat bis jetzt auf ihre Weise das soeben erörterte Problem gelöst, indem sie ihre Konstitutionsbilder schuf: den Sulfur-, den Nux vomica-, den Pulsatilla-Typ usw., was selbstverständlich — um ihn, wenn er als Patient auftaucht, erkennen zu können — auf seiten der Arzneimittelprüfung in besonderer Weise für die betreffenden Mittel *empfindliche* Gesunde (und mithin eben nicht *ganz* Gesunde!) voraussetzt.

Heißt das Wort Homöopathie ganz einfach »ähnliches Leiden«, so wird auch der gesunde Prüfer an demjenigen Mittel am deutlichsten leiden — und für dessen Arzneimittelbild die reichhaltigste

Symptomatik liefern —, das ihm von vornherein als seinem Wesen besonders ähnlich zukommt. Das Mittel, das die für ihn größtmögliche Homöopathizität hat — und eine solche kann es nur haben, weil er eine andere Gesundheit hat als die seines Nebenmannes, der das gleiche Mittel ebenfalls, aber mit geringerer Symptomen-Ernte prüft —, prüft er wirklich erschöpfend. Je reichhaltiger eine Prüfung ausfällt, desto ähnlicher war das Kranke in der Gesundheit des Prüfenden dem, was das Mittel an krankmachender Wirkung von draußen mitbringt.

Und damit hängt ein weiteres Problem zusammen. Der Prüfer muß in solchem Falle — da, wo er der ideale Prüfer war — schließlich nach Beendigung der Prüfung, nach Abklingen der erzielten Arzneikrankheit, gesünder aus der Situation der Arzneimittelprüfung herausgehen, als er in sie hineinging. Er ging als Gesunder in sie hinein, er geht als Gesünderer aus ihr heraus. Schon daß man — in solchem Sinne — vom Gesünder-als-gesund-Sein sprechen kann, zeigt, daß in jeder Gesundheit stets Krankes steckt.

Hahnemann, der als Diätetiker streng war, überstreng sogar, schädigte sich auf andere Weise: indem er nämlich jahrzehntelang Arzneiprüfungen an sich selbst vornahm. Darauf führte er zurück, daß er bis ins höchste Alter gesund und produktiv blieb. Sollten mithin also *zahlreiche* Mittel ganz *besonders* auf ihn, den Prüfer, gewirkt haben? Sollte er aus der Prüfung nicht *eines*, sondern *aller* von ihm geprüften Mittel gar gesünder heraus- als in sie hineingegangen sein? Dann wäre *seine*, des großen Arztes, Gesundheit eine besonders vielseitig »kranke« Gesundheit, eine wahrhaft kosmopathische Gesundheit gewesen! Der maximal Leidensfähige ist der maximal Bedeutende nicht nur, sondern auch der maximal therapeutisch Potente. Der, der die »krankeste« Gesundheit zur Verfügung hat, kann von ihr her am besten Homöopath sein.

Damit habe ich Hahnemann auf den Rücken des Kentauren Cheiron gesetzt. So nur ist er wahrhaft ein Ritter wider Tod und Teufel. —

Soviel zum Problem des Individuellen bei der Erzielung von Arzneimittelprüfungen. Ein in vielfältigem Sinne »trächtiges« Problem.

Eine weitere Feinheit, die Hahnemann seiner Homöopathie hinzufügte, betrifft nicht das Prüfen der Arzneien durch Gesunde, das wir hinsichtlich seiner differenzierten Methodik soeben betrachteten und wobei wir auf mehrere Probleme stießen, sondern die Verabfolgung der homöopathisch gewählten Arznei an Kranke. Ich meine die Frage nach der Dosis. Von Hause her ist nämlich Homöopathie keineswegs eine durch die Dosis gekennzeichnete Methode, so wie auch der Begriff »homöopathische Dosis« als solcher ein Unbegriff ist. Von diesem Unbegriff her sagt mancher Schulmediziner: »Auch wir arbeiten heute schon längst, z. B. in der Hormonbehandlung, mit homöopathischen Dosen.« Selbstverständlich kann man nur nach homöopathischem *Prinzip* homöopathisch arbeiten — und im Bereich dieses Prinzips eventuell mit außerordentlich kleinen Dosen. Nicht weil ein Mittel klein dosiert verabfolgt wird, ist es homöopathisch.
Hahnemann verringerte die Dosen der Simile-Arznei, weil er bei massiveren Dosen zunächst die bekannten, oft recht dramatischen Erstverschlimmerungen am Krankenbett beobachtet hatte. Er wollte diese vermeiden. Dabei kam es zu seiner Entdeckung, daß die »verdünnte« Arznei gar nicht verdünnt, sondern im Gegenteil *potenziert* wird, daß ihre Heilkraft also wächst in dem Maße, in dem sie (nach Hahnemanns Methode des stufenweisen Verreibens oder Verschüttelns in einem Vehikel, in Milchzucker oder in Alkohol) an Stoff verliert. Das Wort Shakespeares drängt sich herbei: »Den Leib vermindre, mehre deine Gnade!«
Ich will hier nicht näher auf die Technik des Potenzierens eingehn, über die der daran Interessierte das Wesentliche in Hahnemanns *Organon* und in jeder sich darauf stützenden Schrift finden kann. Hier sei sogleich bemerkt, daß Hahnemann zwar ausdrücklich forderte: »Macht's nach — aber macht's *genau* nach!«, daß aber nichtsdestoweniger dieser *einzige* Weg, sich über seine Homöopathie ein Urteil zu bilden, nur von verschwindend wenigen begangen wird. Kaum ein Prozent der heute lebenden homöopathischen Therapeuten hat's je *genau* nachgemacht oder macht's *genau* nach. Das beginnt bereits bei der Arzneiherstellung. Man sollte es nicht für möglich halten, aber es ist in der Tat so und bleibt auch so, obwohl

die therapeutischen Erfolge der neunundneunzig Prozent Nicht-genau-Nachmacher ganz eklatant geringer sind als die Hahnemanns und seiner Getreuen.
Hahnemann potenzierte nach der im *Organon* angegebenen Weise (§ 270). Ein kleiner Teil der Arzneisubstanz — die es, wie er sagt, zu »dynamisieren« (nicht: zu verdünnen) gilt — wird, »etwa ein Gran«[1], zuerst drei Stunden lang mit dreimal 100 Gran Milchzucker bis zum Zustandekommen einer »millionfachen Pulververdünnung« verrieben — und zwar in einer porzellanenen Reibschale mit der ein porzellanenes Pistill führenden Hand. Ein Gran dieses Pulvers wird alsdann in 500 Tropfen eines Gemischs von 4 Teilen destilliertem Wasser und einem Teil Alkohol aufgelöst. Davon tut man einen einzigen Tropfen in ein Fläschchen und fügt 100 Tropfen Alkohol hinzu, so daß das Fläschchen etwa zu zwei Dritteln angefüllt ist. Man verschließt es mit einem Kork, nimmt es in die Hand und läßt die Hand 100 starke Schüttelschläge auf einen harten, aber elastischen Körper, z. B. auf ein in Schweinsleder gebundenes Buch, ausführen. Was dann in dem Fläschchen zustandegekommen ist, nennt Hahnemann die 1. Potenz (wir nennen es heute die 1. Centesimal-Potenz oder die C 1, weil allgemein nicht mehr nach Hahnemanns Centesimal-Skala — jeweils ein Tropfen Arznei auf 100 Tropfen Alkohol —, sondern nach Constantin Herings Dezimal-Skala — ein Teil Arznei auf 10 Teile Alkohol — potenziert wird, so daß man heute fast immer nicht Centesimal-, sondern Dezimal-Potenzen erzielt). Mit der C 1 werden kleine Zucker-Streukügelchen, *globuli*, befeuchtet, schnell auf Fließpapier getrocknet und in einem gut verkorkten Fläschchen aufbewahrt. Ein einziges Kügelchen der C 1 wird, um weiterzupotenzieren, in ein neues Fläschchen getan (ausdrücklich nicht in das, worin die C 1 potenziert worden ist!), darin in einem einzigen Tropfen Wasser aufgelöst, dem wiederum 100 Tropfen Alkohol hinzugefügt werden: abermals 100 Schüttelschläge, abermals Benetzung von Streukügelchen mit der so zustandegekommenen Flüssigkeit — und die 2. Potenz ist fertig. Die getrockneten Kügelchen kommen (als C 2)

[1] Was der Gewichtsmenge von 0,073 bis 0,06 Gramm entsprach (die verschiedenen Staaten hatten damals verschiedene Gewichts-Einheiten).

in eine besondere, verkorkte Flasche, eines davon aber wird wiederum in einem neuen Fläschchen mit einem Tropfen Wasser aufgelöst, 100 Tropfen Alkohol kommen hinzu, 100 Schüttelschläge, bis die 3. Potenz fertig ist, die in gleicher Weise — mit immer neuem Potenzier-Fläschchen — zur 4. Potenz erhöht wird und so fort. Ist endlich die 30. Potenz fertig, so ist für Hahnemann das Optimum an Arzneikraft erreicht. Mit der 30. Centesimal-Potenz arbeitete er vorzugsweise, sie war sein gewaltiges Instrument.

Heute ist man sich zwar klar, daß Hahnemann (und nicht Graham) auf dem geschilderten Wege des Potenzierens seiner Arzneien die Kolloid-Chemie begründet hat, man weiß auch, daß er mit dem Potenzieren eine Anzahl indifferent wirkender Stoffe, die, grob stofflich verabfolgt, überhaupt keine Wirkung erzielen, erst arzneiwirksam machte — ausdrücklich auch arzneiwirksam im Organismus des (gesunden) Prüfers! —, man kann Hahnemanns Potenzier-Methodik nur anerkennen und tut das auch, selbst in nicht homöopathisch denkenden Forscherkreisen — —: jedoch es *wird* nicht mehr auf die von ihm (in jahrzehntelanger Erprobung bis zur gültigen Letztform verbesserte) Weise potenziert. Auch wo wir heute vom Apotheker eine 30. Centesimal-Potenz beziehen — und dasselbe gilt von den Dezimal-Potenzen —, wird sie nach einem weit gröberen Schema hergestellt; das gilt auch dann, wenn, wie zumeist, der Apotheker die Arznei von einer der fabrikmäßig arbeitenden homöopathischen Groß-Apotheken als Original-Pakkung bezieht und lediglich weiterverkauft.

An die Stelle der Handverschüttelung trat die Maschinenverschüttelung: ganz gewiß ein Unterschied. Für einen exzellenten klassisch-homöopathischen Arzt wie Arthur Lutze war der beim Handverschütteln auf Arznei und Vehikel übergehende »Lebensmagnetismus« des Therapeuten sogar ein Kardinalbestandteil seiner Theorie der homöopathischen Arzneiwirkung: dem Simile Arznei kombiniert sich das Simile Therapeut — Mensch heilt den Menschen, ganz wie es auch bei Mesmer geschah und wie es Hahnemann, eben weil der Mesmerismus offensichtlich *similia similibus* heilt, als einzige neben seiner eigenen bestehenkönnende Heilmethode ausdrücklich anerkannte.

Sehen wir aber zunächst vom Problem der die Arznei herstellenden Hand ab. Wir werden uns hernach noch mehrfach damit zu beschäftigen haben.

Die heute üblicherweise gelieferten, nach modernen homöopathischen Arzneibüchern hergestellten homöopathischen Arzneien ergeben — eben indem »exakter« und zugleich gröber potenziert wird — klar in Ziffern ausdrückbare Werte der »Verdünnung« (denn wenn auch Potenzierung nicht auf Verdünnung hinausläuft, so kommt, betrachtet man die Potenzierung durch die Weitsichtigkeit verhindernde Brille des Physikers und Chemikers, dabei auch Stufe um Stufe steigende Verdünnung zustande). Die allgemein eingeführte Dezimal-Potenzierung ergibt einen Verdünnungsgrad, der — je nach Potenzstufe — einer 1 zu einer 1 mit so vielen Nullen entspricht, wie es die Zahl der erreichten Potenzstufe anzeigt. So ist also eine D 4 eine Verdünnung des Ausgangsmaterials im Verhältnis von 1 zu 10 000. Die oft angewandte D 6 entspricht der Verdünnung 1 zu 1 000 000, also immerhin 1 zu einer Million. Verdünnt man weiter, so läßt sich errechnen, daß bei der Potenz D 23 keine Moleküle bzw. Atome der Ausgangssubstanz mehr im Alkohol vorhanden sein können. Jenseits der D 23 beginnt das Arbeiten mit »Nichtsen«. Man spricht beim therapeutischen Arbeiten bis zur D 6, bis zur D 12, allerhöchstens aber bis zur D 23 hin von Tief- und von Mittelpotenzen. Massive Tiefpotenzler beschränken sich auf die Potenzen D 2 bis D 4 etwa und sehen schon die Million-Verdünnung der D 6 als etwas recht Fragliches an. Man kann selbstverständlich auch mit Tiefpotenzen (und Mittelpotenzen) ein echter Homöopath sein, dann nämlich, wenn man streng nach der Ähnlichkeitsanweisung arbeitet. Und es gibt fraglos therapeutisch erfolgreiche Tiefpotenzler, darunter auch solche, die wirklich von der echten Homöopathie ergriffen worden sind und nicht von ihrer »naturwissenschaftlich-kritischen« Kurpromenadenmischung.

Was jedoch jenseits der D 23 liegt — Arznei, »in der nichts mehr drin ist« —, das muß Hochpotenz heißen. Die Potenz D 30 ist gerade so eine Hochpotenz wie die Potenz C 30 oder die C 200 oder C 1000.

Wer, Hahnemann näher bleiben wollend, statt der Dezimal- die Centesimal-Potenzen verwendet, erhält heute ebenfalls, wie gesagt, keine nach der Vorschrift Hahnemanns hergestellte, sondern wiederum banalere, bei denen das Verdünnungsverhältnis zwischen Ausgangsmaterial und Alkohol nun nicht mehr dem von einer 1 zu einer 1 mit so vielen Nullen entspricht, wie die jeweilige Potenz-Ziffer es angibt, sondern von einer 1 zu einer 1 mit *doppelt* so vielen Nullen. Ergab die D 6 die Million-Verdünnung 1 zu 1 000 000, so kommt im Centesimal-System diese Verdünnung bereits bei C 3 zustande. Man hat, verblendet durch die Verdünnungs-Berechnerei, gemeint, die Hahnemannsche Centesimal-Potenz C 30 müsse demnach der Dezimal-Potenz D 60 entsprechen. Rein ziffernmäßig trifft das auch zu, beides ergibt eine Verdünnung von 1 zu einer 1 mit 60 Nullen (man muß das einmal ausschreiben, um einen Eindruck davon zu gewinnen: eine Verdünnung von 1 zu 1 000 000 000000 000 000 000 000 000 000 000 000 000 000 000 000 000 000 000 000). Aber im eigentlichen *Potenzier*-Sinne entspricht — da es weniger auf die Verhältnismenge des Stufe um Stufe verwendeten Alkohols ankommt (ob 1 zu 10 oder 1 zu 100), sondern auf dessen Durchschüttelung mit dem von Stufe zu Stufe in eine höhere Wirkform gebrachten Pharmakon — die Potenz D 30 der Potenz C 30 weit wesentlicher, als es die Potenz D 60 tut. Wird nach dem Dezimal-Schema des Potenzierens die Arznei bei D 23 vollkommen stofflos, leibfrei, so ist dasselbe nach dem Centesimal-Schema bereits von spätestens C 12 an aufwärts der Fall. Und das gilt auch nur, wenn wir die heute übliche Methode des Potenzierens betrachten, während bei Hahnemann die Entstofflichung schon weit unterhalb der 12. Potenz begann. Wer mit einer Hahnemann-Potenz um die 10. herum, wer mit einer heutigen Centesimal-Potenz ab C 12 oder einer heutigen Dezimal-Potenz über D 23 hinaus arbeitet, der arbeitet mit jenem Nichts, das ihm der Physiker und Chemiker bescheinigen. Da steht der Kritikus und konstatiert höhnisch das Nichts. »In deinem Nichts hoff ich das All zu finden!«, so lautete bereits einmal eine bedeutsame Antwort aus faustischem Munde, die an den Geist, der stets verneint, gerichtet worden war.

Ich will mich nicht mit den diversen, mehr oder minder glücklichen

Versuchen aufhalten, die Wirkung der Hochpotenzen theoretisch aufzuhellen. Hahnemanns Anschauung, »daß die Materie mittels solcher Dynamisationen (Entwickelungen ihres wahren, innern, arzneilichen Wesens) sich zuletzt gänzlich in ihr individuelles geistartiges Wesen auflöse und daher in ihrem rohen Zustande eigentlich nur als aus diesem unentwickelten geistartigen Wesen bestehend betrachtet werden könne«, ist noch immer die befriedigendste. Und wenn der klassisch-homöopathische Arzt Edwin Blos sagt, beim Potenzieren — auch über die D 23-Grenze hinaus — werde Stoffarznei mehr und mehr zu Kraftarznei, so beschreibt er damit einfach etwas Beobachtbares. Nicht anders ist es, wenn ein weiterer Klassiker, der Arzt Paul Dahlke, konstatiert, die hochpotenzierten Arzneien seien »sozusagen eine Edelrasse von Arzneien, die erst mit dieser Veredelung ihrer eigentlichen Funktion voll gerecht werden«. Ob die Theorie der Hochpotenzen die Lehre von den Feinstoffgebilden (Fritz Quade) oder die Hydrat- bzw. Solvathüllen des Arzneivehikels[2] oder subatomare Finessen oder was auch immer heranzieht — und heute, im Zeichen des von der Physik vorexerzierten Salto mortale in den Abgrund der Metaphysik hinein, wo sich alsdann fruchtbare Wiedergeburt ereignet, sind die theoretischen Schwierigkeiten hinsichtlich der Hochpotenzen weit geringer als vor 100 Jahren beim Vorlautwerden der wissenschaftlichen Stoffhuber, auf deren Mist freilich noch immer dickste Kartoffeln gedeihen —, ob die Theorie der Hochpotenzen, sage ich, diese oder jene oder noch ganz andere Hilfestellungen für nötig erachtet: die Praxis und die Empirie der Hochpotenzen ist wichtiger, denn auf sie gründet sich letzte Meisterschaft der Homöopathie Hahnemanns.

Es gibt gegenwärtig zahlreiche Therapeuten, die mit Hochpotenzen arbeiten und außerdem mit tieferen in geeigneten Fällen — auch Hahnemann hat sich nicht ausschließlich, wenn auch vorzugsweise, der Hochpotenzen bedient —: Homöopathen, die sich so verhalten, sind *universell* eingestellt. Es gibt aber noch weit mehr homöopathische Therapeuten heute, die sich auf Tiefpotenzen beschränken, die also die Beschränkteren sind und nur einen Sektor

---

[2] Wie R. Beck und J. Wüst es überzeugend darstellten.

des homöopathischen Orbis gelten lassen. Unsinnigerweise nennen diese aber mit Verbissenheit jene anderen: Sektierer — was ganz einfach sachlich falsch ist, da es sich genau umgekehrt verhält. Sehr charakteristisch für die Situation der Homöopathie ist, daß ihre größten Könner, ihre erfolgreichsten Therapeuten — ich nenne nur außer Hahnemann Constantin Hering, Stapf, v. Boenninghausen, Lutze, von der Recke-Volmerstein, Dahlke, Emil Schlegel, Friedrich Gisevius, Wassily und Sieckmann sowie die Amerikaner Kent, Farrington und Nash — stets weitestgehend auch Hochpotenzen anwandten; daß ferner diejenigen bedeutenden Homöopathen neuester Zeit, die — wie E. Bastanier und O. Leeser — von ausgesprochener Wissenschaftlichkeit der Gesinnung herkamen und deshalb zunächst den Hochpotenzen keinen oder kaum einen Raum in ihrem Denken und Handeln gaben, mit wachsender Erfahrung zur Anerkennung auch der Hochpotenzen gelangten. Das kann nur geschehen, indem — selbstverständlich — mit ihnen *lege artis*, d. h. streng nach Hahnemanns Anweisung gearbeitet wird: wenn schon nicht hinsichtlich der Arznei*herstellung*, so doch hinsichtlich der gemeisterten Kunst des *Zielens*. Da jede Hochpotenz-Heilung an den jeweiligen unwiederholbaren Einzelfall geknüpft bleibt, da sie spezifischste Individualtherapie ist, können Hochpotenz-Heilungen niemals durch Reihenversuche und mittels Statistik (und womöglich gar unter Heranziehung von Fällen, die zur Kontrolle mit Scheinarznei, also betrügerisch, »behandelt« werden) ebenjener Beweisführung zugänglich sein, die eine bestimmte Sorte minderrangigen Forschungspöbels als allein gültig ausrufen läßt: Repräsentanten »jenes eigentümlich scharfsinnigen Schwachsinns, den man ‚wissenschaftliche Weltanschauung' nennt« (Egon Friedell). Hochpotenz-Heilungen bleiben eine Methode hohen Adels.

Tischner führt in seiner *Geschichte der Homöopathie* hinsichtlich der Hochpotenz-Heilungen »als einzige beachtenswerte Arbeit mit größeren klinischen Beobachtungsreihen« die von Eidherr 1862 in der Zeitschrift des Vereins der homöopathischen Ärzte Österreichs publizierte an. Eidherr hatte im Homöopathischen Krankenhaus Leopoldstadt 140 Kranke mit Lungenentzündung. In den Jahren 1850 bis 1852 waren »alle Lungenentzündungen dort« (so wörtlich!) mit der 30. Potenz, in den Jahren 1853 bis 1855 mit der 6. Potenz und von 1856 bis 1859 mit der D 15 behandelt worden. Bei der ersten Gruppe war die Lösung der Lungenentzündung nach 4,9 Tagen vollendet, bei Gruppe 2 nach 6,9 Tagen, bei Gruppe 3 nach 6,3 Tagen. Tischner erkennt an, daß hier Mittelwerte auf Grund von serienweisen Behandlungen errechnet wurden, bemängelt aber, daß man nichts über den Krankheitsverlauf in anderen Wiener Krankenhäusern während dieser Jahre mitgeteilt bekomme —, auch wisse man nicht, wieviel Einfluß der jeweilige Assistenzarzt auf Behandlung und Entlassung gehabt habe, »man kennt also nicht alle Punkte, die beim Zustandekommen dieser Ergebnisse eine Rolle gespielt haben könnten«. Selbst diese angeblich »einzige beachtenswerte Arbeit« überhaupt — nach den Maßstäben Tischners — schwatzt er zuschanden, indem er seine Skepsis in Lücken des Berichts klemmt und diesen damit zu entwerten sucht: in Lücken, welche *selbstverständlich* sind, denn »alle Punkte«, die bei einer Heilung noch eine Rolle gespielt haben *könnten*, wird man nie kennen.

Jedoch gerade dieser angeblich so anerkennenswerte Bericht ist für die Beurteilung von Hochpotenz-Heilungen aus ganz anderen Gründen ungeeignet. Paul Dahlke, als Arzt ein Mann besonders eindrucksvoller und zahlreicher Erfolge und als Denker ein echter Homöopath, sagte 1928 in seinem Buch *Heilkunde und Weltanschauung:* »Hahnemanns schöpferische Tat liegt darin, daß er im Simile-Gesetz die Krankheit von den Fesseln des Begriffs befreite... Eine Homöopathie, die mit Krankheitsbegriffen arbeitet, ist keine Homöopathie mehr, und eine Schulmedizin, die auf Krankheitsbegriffe verzichtet, ist keine Schulmedizin mehr.« Nie kann es für einen Homöopathen »Lungenentzündung« geben — und gar 140! Behandelt er 140 Lungenentzündungen, dann ist es ganz gleich, in welcher Potenz er auf diese — *Begriffe* losgeht: Homöopathie ist das nicht. Eidherr hat vielleicht (dann hätte er es aber in seiner Arbeit verfehlt dargestellt) 140 *Kranke* behandelt: Kranke, in deren jeweils 140mal verschiedener Symptomengesamtheit auch Lungensymptome mit Entzündungsbild vorkamen. Hat er diese Kranken homöopathisch behandelt, so kann es möglich sein, daß er im Extremfall zu diesem Zweck 140 verschiedene Mittel anwandte, für jeden eines: seines. Damit aber liegen keine statistisch auswertbaren »Reihen« vor, sondern ein 140mal individualspezifisch durchgeführtes Zielschießen. Es ist vollkommen gleichgültig, ob es 140 Kranke mit — unter anderem — Lungen-Symptomen waren. Eidherr hätte ebensogut alle andern Kranken, welche Symptome sie auch an den Tag gebracht haben mochten, in seine Darstellung einbeziehen können. Wesentlichen Wert hätte eine Arbeit nach Art der seinen nur gehabt, wenn sie bekundet hätte: Ich behandle meine Kranken, Fall für Fall, homöopathisch. Dabei verwandte ich zwei Jahre lang die 30. Potenz, wobei die Heilungen am schnellsten erfolgten. Zwei weitere Jahre hindurch nahm ich die 6. Potenz, aber da dauerte es länger mit den Heilungen. Hier jedoch stockt der Leser bereits: braucht man wirklich zwei volle Jahre, um zu bemerken, daß die 6. Potenz minder heilsam ist als die 30.? Ein verantwortungsvoller Therapeut wäre doch, sobald er die geringere Leistungsfähigkeit der 6. Potenz beobachtet hätte, sehr schnell zur besser bewährten 30. zurückgekehrt. Eidmann aber experimentierte seine vollen zwei Jahre weiter mit der weniger wirksamen 6. Potenz, um alsdann noch drei Jahre die D 15 wirken zu lassen, die etwas besser als die 6. Potenz, jedoch immer noch sehr viel langsamer als die 30. das Ziel der Heilung herbeiführt. Ärztlich-ethisch ist Eidmann mithin kein verantwortlicher Therapeut. Er behandelt wissentlich fünf volle Jahre hindurch alle seine Kranken weniger gut, als er es ohne weiteres vermocht hätte: und das nur, um eines Tages mit errechneten Mittelwerten anrücken zu können. Ich muß im Hinblick auf die »Reihen« von »Lungenentzündungen« annehmen, daß nicht einmal wirklich homöopathisch vorgegangen worden ist; wäre solches aber der Fall gewesen, dann hätte Eidmann 1000 oder 10 000 Kranke welcher Art auch immer serienweise mit Tief-, mit Mittel- und mit Hochpotenzen behandelt haben können — und was sich dann auch immer ergeben haben mochte zugunsten der Tief- oder der Mittel- oder der Hochpotenzen, stets wäre nur der Einzelfall beweiskräftig gewesen. Arthur Lutze hat z. B. anderthalb Millionen Kranke (als der wohl meistkonsultierte Arzt, den die Medizingeschichte kennt) fast ausschließlich mit der C 30 und fast immer erfolgreich behandelt, aber das ergab keine Reihe von anderthalb Millionen Fällen, sondern anderthalb Millionen Einzelfälle, von denen einer nicht weniger beweiskräftig ist als die gesamte Legion — und Graf Werner von der Recke-Volmerstein hatte bis zu seinem Tode im 99. Lebensjahre eine so große, auf Hochpotenzen gegründete Praxis, daß er, obwohl er ganz seltene Arzneigaben mit monatelanger Nachwirkung bevorzugte, jährlich 20 000 solcher Verordnungen zu buchen hatte; die gräfliche Praxis war übrigens eine ausgesprochene Armenpraxis, von der der edle Mann kurz vor seinem Tode konstatierte, daß fast nie ein Patient ungeheilt entlassen worden war. Allein Tausende von Kranken, die dasjenige im Rahmen ihrer individuellen Gesamtsymptomatik aufwiesen, was die Schulmedizin Diphtherie nennt, heilte der Graf mit Arzneien der Potenzstufe C 30, ohne einen einzigen Kranken durch den Tod zu verlieren — aber das waren nicht Tausende von Diphtherie-Fällen, sondern Einzelfall um Einzelfall zu Tausenden. Man kann keine Reihen auswerten, weil keine Behandlungen mit einem generell gültigen Mittel vorliegen (nach dem schulmedizinischen Muster: Fünfzig Fälle von Diagnose X in klinischer Behandlung mit Präparat Y).

Ein solches Umdenken radikal von der Statistik fort und zum Einzelfall hin, der immer nur unwiederholbar einmalig auftritt — auch wenn man mit einer Million jeweils unwiederholbar vorkommender Einzelfälle zu tun bekommt —, geht gegen die schulmedizinische Grundgesinnung. Metanoia ist für die Homöopathie Hahnemanns genau so notwendig wie für jede andere Art Initiation auch. Daher ist es nicht nur vom Ethos her verfehlt, wenn z. B. die französischen Ärzte P. und M. Jousset in ihrem *Mémorial de Thérapeuthique Homœopathique* gleich zu Beginn mitteilen, ihre Potenzangaben in dem Buch seien Tiefpotenzen, »um allopathischen Kollegen, die einen Versuch mit der Homöopathie machen möchten, behilflich zu sein«, — und wenn sie im nächsten Satz dann »gestehen« (wörtlich!), daß sie selbst mit höheren Potenzen mehr Erfolg haben als mit den im Buch empfohlenen tiefen. Ethisch ist das ganz einfach ein Verrat am Geist der Heilkunst: es werden wider besseres Wissen und Gewissen Methoden empfohlen, die man als die schlechteren erkannt hat — und das lediglich, um Allopathen »behilflich zu sein, die einen Versuch mit der Homöopathie machen möchten«. Nicht an die Kranken wird dabei gedacht, sondern an den Wahnwitz, Homöopathie ihrem äußersten Gegensatz, der Allopathie, ähnlich machen zu wollen. Die Homöopathen, die so vorgehen, werden ebenso zu Falschmünzern wie die Allopathen, die mit der Falschmünze »Versuche machen«. Nicht nur ethisch, um es zu wiederholen, ist das verfehlt, sondern es verhindert gerade die Metanoia, auf die allein es ankäme, wenn Allopathen einmal einen Versuch mit der Homöopathie machen wollen. Rief Hahnemann aus: »Macht's nach — aber macht's *genau* nach!«, so rufen die Doktoren Jousset ins andere Lager hinüber: »Macht's, wenn ihr's nachzumachen beabsichtigt, *nicht* genau nach!«, ja macht's nicht einmal *uns*, den Bastard-Homöopathen, *da* nach, wo wir Erfolge haben, sondern wir empfehlen euch auf eine Weise zu arbeiten, die wir als wenig erfolgreich kennen, die aber eurer Grundgesinnung entgegenkommt. Wirksamer, meine ich, kann die Homöopathie nicht vernichtet werden.

Kehren wir zu denen zurück, die es genau nachmachen wollen, so ist zu sagen: diese müssen schon deshalb ihre homöopathischen Arzneien selbst bereiten, weil sie sie auf andere Weise nicht erlangen können.

Durch Hahnemanns ganzes Leben hat sich der Kampf um das Selbstbereiten und Selbstausgeben seiner Arzneien gezogen — und der Kampf um das »Selbstdispensierrecht« der homöopathischen Ärzte ist dann auch weiterhin durch die homöopathische Medizingeschichte bis zur Gegenwart lebendig geblieben.

Wiederum geraten wir, wenn wir das betrachten, in Probleme.

Es gibt eine ganz vordergründige Motivierung für das Selbstdispensierrecht. Diese: Im Gegensatz zu allopathischen Arzneien lassen sich die homöopatischen bereits von einem noch ganz vornean auf der Potenzen-Skala gelegenen Grad aufwärts nicht mehr bezüglich ihrer korrekten Herstellung kontrollieren. Eine Potenz der 6. Dezimale ist für einen Arzt ohne Forschungslaboratorium nicht mehr auf ihren Gehalt hin durchschaubar. Eine D 12 noch weniger. Jenseits der D 23 hört auch die letzte Kontrollmöglichkeit auf.

Die Apotheker sind (bis vor kurzem, sagt man) radikal zur Verachtung der Homöopathie erzogen worden. Sie halten (hielten, sagt man) die Homöopathie für Unfug, zumindest von den Potenzen ab D 6 an. Soll ein Apotheker eine D 6 im Sinne Hahnemanns herstellen, so hat er damit lange und gründlich zu tun, hat sechsmal 100 Schüttelschläge durch sechs verschiedene Fläschchen hindurch unter strenger Beachtung der Tropfenzahlen und anderer Details durchzuführen — und was dabei herauskommt, wird zu einer Arzneitaxe, die sich in Pfennigen ausdrücken läßt, verkauft. Von gewöhnlichem Alkohol ist es im übrigen nicht zu unterscheiden.
Das sage ich bereits ungenau, indem ich von einer D 6 im Sinne Hahnemanns spreche. Im Sinne Hahnemanns kann nur eine C 6 hergestellt werden — und auch die wird nach der heute üblichen Potenziermethode nicht mehr nach Hahnemanns Vorschrift zubereitet. Jedoch gehen wir getrost davon aus, der Apotheker habe nach dem seit Jahrzehnten gültigen homöopathischen Arzneibuch zu arbeiten — das darf er, das muß er sogar nach geltendem Recht! —: er kommt dann zwar wesentlich einfacher zu den bei ihm angeforderten Potenzen, als wenn er diese nach Hahnemanns Vorschrift zubereiten müßte, aber immer noch mühsam genug. Wird gar eine D 12, D 30 oder eine C 30 bei ihm bestellt, so hat er erst recht ausgiebig zu tun: die auf der Potenzstufe D 6 praktisch unkontrollierbare Arznei, die er erzielt, wird auf den höheren Potenzstufen *absolut* unkontrollierbar. Darf man ihm Vorwürfe machen, wenn er etwas, was er als Unfug zu bewerten akademisch gelehrt wurde, nun keineswegs mühselig herzustellen gewillt ist? Insbesondere, wenn ihm das außerdem noch wenig einbringt? Soll er sich für Narren und ihre Nichtse selbst zum Narren machen?
Es liegt nahe, daß er statt der D 6, D 12, D 30 oder C 30 einfach klaren Alkohol ins Fläschchen tut und dieses mit dem gewünschten Arzneinamen und der gewünschten Potenzziffer etikettiert.
Liegt das wirklich nahe? Bei Gott: greifbar nahe! Und man hat gegriffen. Da wurde z. B. — ohne Kontrollabsicht! — ein Diener in die Apotheke geschickt, einige homöopathische Arzneien zu holen. Auf dem Zettel, der ihren Namen und die ge-

wünschte Potenz enthält, steht noch eine Notiz für eine weitere Besorgung in einem Wollgeschäft, wo der Diener Estremadura-Wolle Stärke 5 einkaufen soll. Der Apotheker liest diese Notiz mit und verabfolgt ein weiteres Arzneifläschchen mit dem Etikett »Estremadura 5«. Dieser Zufall kommt den um ihr Selbstdispensierrecht kämpfenden homöopathischen Ärzten gelegen. Sie schreiben mehrfach »Estremadura 5« auf Rezepte und lassen diese Rezepte in verschiedenen Apotheken herstellen. Stets wird die Arznei, die es überhaupt nicht gibt, prompt geliefert. So noch 1901.
Oder: Man verordnet — um das Selbstdispensierrecht behalten und den Apothekerbetrug nachweisen zu können — mineralische Arzneien in flüssigem Zustand auf einer Potenzstufe, auf der sie nach geltendem Arzneibuch nur als Verreibungen lieferbar sind, z. B. Cuprum D 3. Selbstverständlich wird auch das — und mithin eben etwas anderes, nämlich reiner Alkohol — geliefert.
Oder: Man verordnet homöopathische Mittel, z. B. Lindenholzkohle als Verreibung in der Potenz D 2, deren korrekte Herstellung sich noch ohne weiteres mikroskopisch kontrollieren läßt. Was der Apotheker verabfolgte, erwies sich als Milchzucker ohne jeden Zusatz der arzneilichen Ausgangssubstanz.
Endlich: Man verschreibt Phantasienamen, z. B. »Gusselia« in irgendeiner Potenz. Der Apotheker liefert dies. Man ist weit witziger noch gewesen und hat *Madaroma fraudulosus* aufs Rezept geschrieben. Der Apotheker liefert ohne weiteres das Fläschchen, auf dessen Etikett besagtes Wort steht, das — aus dem Latein ins Deutsche übersetzt — »betrügerischer Glatzkopf« heißt. Josef Schier, der als ärztlicher Kämpfer um die Beibehaltung des Selbstdispensierrechts dies in einem Dutzend Apotheken durchexperimentieren ließ, konnte feststellen, daß 11 Apotheker das Verlangte verkauften und sich taxgemäß bezahlen ließen; ein einziger Apotheker lediglich teilte mit, daß er diese Arznei nicht am Lager habe. Solche und ähnliche Kontrollen wurden immer wieder angestellt und fielen zugunsten der Ansprüche der homöopathischen Ärzte aus, selbst dispensieren zu dürfen.
Auch wo ein Apotheker gewitzt ist und nicht darauf hereinfällt, wo er weder Estremadura noch Gusselia noch Madaroma fraudu-

losus liefert, ja wo er sogar bei Tiefpotenzen weiß, daß Kupfer als D 3 nicht flüssig herstellbar ist und daß man Kohle in der Verreibung der Potenz D 2 noch mikroskopisch erkennen kann, wo er also im Kontrollierbaren keine Dummheiten macht, besagt das nichts über seinen guten Willen, nun dort, wo das Kontrollierbare aufhört, anderes als bloßen Alkohol zu verkaufen. Noch 1952 erklärte der Ordinarius für Pharmakologie an einer unserer bedeutendsten deutschen Universitäten im Kolleg, Homöopathie sei Unsinn und der Apotheker, der statt homöopathischer Potenzen lediglich Alkohol verkaufe, täte durchaus recht. Diejenigen Studenten, die das innerlich empörte, gaben es nur weiter, protestierten aber nicht: denn sie müssen bald zu ihm ins Examen[3].

Von solchen Erfahrungen her um das Recht zur Selbstherstellung und Selbstabgabe der Arzneien durch den Therapeuten zu kämpfen, ist auch dann berechtigt, wenn man uns immer wieder versichert, von nun an bis in Ewigkeit sei das alles ganz anders als ehedem und jeder Apotheker liefere jetzt selbstverständlich eine mit Hilfe von 30 Flaschen, genauen Abmessungen und dreißig mal hundert Schüttelschlägen korrekt hergestellte D 30 für Pfennige. Aber dennoch ist die Sicherung gegen unkorrekt oder gar betrügerisch hergestellte homöopathische Arzneien — das Wort betrügerisch gilt nur objektiv, subjektiv handelt in solchem Falle der Apotheker nach seinem ihm akademisch vermittelten besten Wissen und Gewissen — ein, wie gesagt, recht vordergründiges Motiv zugunsten des Selbstdispensierens.

Es gibt wesentlichere Motive.

Für die Menschwerdung ist die Hand das wichtigste Organ, darüber hat uns die neuere Anthropologie, darüber haben uns vor allem Klaatsch und Westenhöfer wirklichkeitsgerecht belehrt. Aber auch am Beginn des Therapierens steht — therapeutisches Initiations-Organ und Initium — die Hand. Was der Arzt tut, heißt behandeln. Handauflegen ist die behandlerische Urgeste. Die heilende Hand schafft und spendet auch das Pharmakon.

Hahnemann hat mit seiner Homöopathie wieder Sakrales, Kulti-

[3] Protokolle darüber und ein aufschlußreicher Briefwechsel mit dem durch einen homöopathischen Arzt zur Rede gestellten Mann liegen vor.

sches in die Medizin gebracht. Homöopathie — ich gebrauchte dieses Wort schon einmal weiter oben — wird *zelebriert.* Wo immer auf Erden Kulte wirksam waren oder sind, da gehört es zu ihrem Wesen, daß sie an Zeit und Ort gebunden sind: an die rechte Stunde und an die rechte Stätte.

Weil das so ist, muß der Homöopath selbst dispensieren. Nicht nur muß das Pharmakon durch seine Hände geworden sein, es muß auch durch seine Hände gehen als das, was die wissende deutsche Sprache die Arznei*gabe* nennt. Gabe heißt übrigens auch »Gift«, ähnlich wie Pharmakon Heilmittel heißt und gleichzeitig Gift. Die Gabe — die therapeutische Spendung, ein Kultmotiv hohen Ranges! — bedarf um ihres Wertes und ihrer Würde willen der rechten Stunde und der rechten Stätte.

Was nur kann die rechte Stunde sein? Der gesegnete Zeitpunkt, an dem sich der therapeutische, der schöpferische Erkenntnisakt der Simile-Findung ereignet: der Zeitpunkt, wo Therapeut und Kranker durch das Aufleuchten des Simile in echte Heilsbeziehungen zueinander treten und wo der Arzt erfährt, daß er helfen, der Kranke, daß ihm geholfen werden kann. Im Banne dieses heiligen heilenden Moments muß die Arznei zur Hand sein. Wird sie nur verschrieben und dann »zur Geschäftszeit« aus irgendeiner Apotheke geholt, dann gelangt sie nicht aus der Hand des Be-Handlers zur rechten Stunde in die heischende Hand des Kranken, dann kommt sie aus der Fabrik und aus der Apotheke zu beliebiger, profaner Zeit — bei Verpassung der sakralen — in den Besitz des Kranken. *Curare* heißt nicht nur kurieren, heilen, es heißt auch sorgen (im Sinne von: um jemand Sorge tragen, für ihn fürsorglich sorgen). Der Kranke spürt jetzt nicht mehr unmittelbar, daß durch die Hand des Arztes, die ihm das Pharmakon reicht, für ihn gesorgt wird, sondern er selber hat sich etwas zu be-sorgen: einen Einkaufsartikel aus einem Ladengeschäft.

Damit taucht die andere Frage auf: Was nur kann die rechte Stätte für das Ereignis einer therapeutischen Spendung sein? Das Sprechzimmer des Arztes, der Ort des Orakels. Oder, wenn der Kranke zu Bett liegt, der Platz am Krankenbett, wo Leid in Heil gewandelt werden soll.

Die Arzneigabe hat ihr charismatisches Jetzt und Hier, ihr Jetzt im Augenblick der Heilfindung, ihr Hier am Ort, wo das geschieht. Sie muß in solchem Jetzt, in solchem Hier »zur Hand sein«.
Oder könnte ein Verkaufsladen der rechte Ort sein, könnte er die Würde einer Spendungs-Stätte jemals haben und wahren? Schon stilgesetzlich nicht, denn wo zur Rechten das allopathische Rezept gemixt und zur Linken die von der Fabrik abgestoßene Patentmedizin eingewickelt wird, kann inmitten unmöglich das zarte, feinsinnige Werden des homöopathischen Pharmakons geistig und magisch richtig vonstatten gehen, selbst wenn das vorschriftsmäßig geschähe. Und ist solches gar nicht nötig, steht bereits die homöopathische Arznei als Original-Packung einer Groß-Apotheke, fabrikmäßig durch Maschinen zuwegegebracht, im Regal: in welcher Umwelt steht sie, die aus welcher Umwelt hergekommene, dann? Die kultische Realität zerfällt, wo der Homöopath nicht selbst seine Arznei bereitet und sie nicht selbst abgibt zur rechten Stunde und an der rechten Stätte. Das ist einer der tieferen Gründe, weshalb Hahnemann recht hatte, wenn er die Arznei vom Anfang ihrer Herstellung bis zum Abschluß ihrer Spendung durch diejenige Hand in die Hand des Kranken gegeben wissen wollte, in die dieser sich selbst begibt. Auch das weiß die Sprache, wenn z. B. gefragt wird: In der Hand welches Arztes bist du?
Was hier dargelegt wurde, klingt — obwohl es jedem einleuchten wird, der noch (oder schon wieder) den Unterschied zwischen einem Ritual und einem technisierten merkantilen Lieferprozeß kennt — in unseren Tagen rigoros. In der Tat hat man in diesen unseren Tagen auch eine Entfernung von Hahnemann und seinen echten Schülern zurückgelegt, die einer Entfernung von ihren Potenzen in *jedem* Sinne des Wortes gleichkommt. Damals, in der Initial-Zeit der Homöopathie, hatte der Therapeut im oder neben dem Sprechzimmer sein Regal mit seinen Arzneien stehen, die er selbst zubereitet hatte — und wurde er zu bettlägerigen Kranken gerufen, so begleitete ihn eine Taschenapotheke, in der ebendiese Arzneien, die kaum nennenswert Raum einnehmen, mitnahm. Was heute als unerfüllbare Forderung anmutet, hat sich also längst als erfüllt bewährt — und es wird jederzeit im besten Hahnemannschen Sinne

abermals erfüllbar sein, wenn wieder das Initium gewagt wird. Hier wie kaum anderswo gilt Goethes Wort:

> Das Wahre ist schon längst gefunden,
> Hat edle Geisterschaft verbunden,
> *Das alte Wahre, faß es an!*

Hahnemann sagt im § 265 seines *Organon* vom wahren Heilkünstler, es sei »Gewissenssache für ihn, in jedem Falle untrüglich überzeugt zu sein, daß der Kranke jederzeit die rechte Arznei einnehme, und deshalb muß er die richtig gewählte Arznei dem Kranken *aus seinen eigenen Händen* geben, auch sie *selbst* zubereiten« — wobei er als Fußnote hinzufügt: »Um dieses wichtige Grundprinzip meiner Lehre aufrechtzuerhalten, habe ich seit dem Beginne ihrer Entdeckung viele Verfolgungen erduldet.«

Waren diese Verfolgungen seinerzeit in Gang gekommen, um heute siegesgewiß sein zu dürfen? Fast sieht es so aus. Mir sind nur wenige Ausnahmen bekannt. Zwar gibt es noch selbstdispensierende homöopathische Therapeuten, obwohl die Mehrzahl Fertigfabrikate verordnet — aber auch bei denen, die noch selbst dispensieren, ist, wie oben bereits konstatiert wurde, von einem »*genau* Nachmachen« nicht mehr die Rede. An Ausnahmen sind mir nur die verstorbenen Homöopathen Edwin Blos, Friedrich Gisevius und H. E. Sieckmann bekannt. Blos sagte bereits 1941 mit Recht von der Arznei Hahnemanns, daß weder Fabrik noch Apotheke sie heute herstelle[4] — und seine in diesem Zusammenhang gestellte Frage »Quousque tandem?« darf zwölf Jahre danach wiederholt werden. Es gibt jedoch noch ein zweites Problem, welches mit der Arzneiherstellung zusammenhängt. Mein erster Lehrer auf homöopathischem Terrain, Friedrich Gisevius, betonte oft, daß er bestimmte Simile-Arzneierfolge, die an hochpotenzierte Arnica-Tinktur geknüpft waren, nur erzielte, wenn er selbstgesammelte Gold-Arnica von Thüringer Wiesen verwende: und Jahr um Jahr fuhr er zur Johanniszeit ins Herz Deutschlands, um diese hervorragende Heilpflanze in ihrer jahreszeitlichen und biozönotischen Bestform zu ernten. Ebenso hatte er sich davon überzeugt, daß tiefgreifende Erfolge mit hochpotenzierter Lebensbaum-Arznei (Thuja) vom Stand-

[4] In *Hippokrates,* 12. Jahrg., Heft 15

ort des Baumes abhängen: lediglich Lebensbäume, die auf Friedhöfen stehen, ergeben gute Arznei.

Eigentlich ist das selbstverständlich. Jeder biologisch Gebildete weiß, daß man bei Pflanzen (und Tieren) Standort-Variationen kennt: ein im Hochgebirge wachsendes Edelweiß ist in Form und Farbe eine eindrucksvolle, leuchtende, kräftig stilisierte Blütenpflanze; gräbt man diese aus und verpflanzt sie auf Flachlandboden, so wird ihr Erscheinungsbild kümmerlich, die Blüte bekommt ein filziges, schmutzig-grünliches Aussehen, nichts erinnert mehr an die Berechtigung des Namens Edelweiß. Das Erscheinungsbild aber kann ja nichts anderes sein als Ausdruck von Kräften, die das Pflanzen-Innere durchwalten, die das Pflanzen-Äußere gestalten: Novalis sprach das deutlich aus, wenn er sagte, daß das Äußere nur ein in Geheimniszustand erhobenes Inneres sei — und darauf gründete und gründet sich nicht nur die von Paracelsus und Böhme sowie von dem klassischen Homöopathen Emil Schlegel hochgeschätzte Signaturenlehre, sondern jegliche Physiognomik im engsten und weitesten Sinne des Wortes.

Wir wissen heute, welche Bedeutung die Biozönose — die Lebensgemeinschaft — für Pflanze, Tier und Mensch hat. Es gibt Pflanzen, die einander fördern, im Wachstum und in der Formentfaltung steigern — und solche, die sich gegenseitig hindern. Die Natur hat ihre Lebensgemeinschaften optimal komponiert, das erkannte Alexander von Humboldt — ein Janus, dessen Doppelantlitz teils zurück in das noch vor ihm liegende späte 19. Jahrhundert, teils vorwärts zu seinem Lehrmeister Goethe blickte — als erster: übrigens ein Beispiel dafür, daß Zukunft oft in der Vergangenheit liegt; ein anderes Beispiel dafür ist Hahnemann und seine Homöopathie, welche ebenfalls, ungeachtet ihrer historisch-chronologischen Rubrizierung, durchaus zukünftige Größen sind.

Lesen wir seit langem immerfort auf den Prospekten und Etiketten jener Institution, die den wahrhaft schauerlichen Namen »biologische Industrie« führt, sie verwende »Heilpflanzen eigener Kulturen«, so kann uns daran der weite Abstand deutlich werden, der zwischen alten wissenden Kräutersammlern mit ihrer intimen Kenntnis wertvoller Sammelorte und geeigneter Sammelzeiten ei-

nerseits und den Beeten und Gewächshäusern andererseits besteht, welche unter naturfremden Bedingungen die Maschinen der homöopathischen Fabriken zu beliefern haben. Es ist dies hier und da bereits erkannt worden, so daß man industriellerseits den auf Beeten in Reih und Glied wachsenden und blühenden Pflanzen solche zugesellt, die als ihnen förderlich erforscht sind. Aber welch ein kümmerlicher Versuch, die Herrgottsapotheke zu ersetzen!
Aus alledem läßt sich ersehen, daß die Homöopathie unserer Tage mit einer geradezu unbegreiflichen Entschlossenheit vermeidet, derjenigen Hahnemanns — *ähnlich* zu sein.
Heißt das nun aber, daß die Homöopathie von jeglichem Fortschritt ausgeschlossen sei, daß Hahnemann ihr die endgültige Form gegeben habe, an der nichts zu verbessern und nichts zu erweitern wäre? Im Prinzip ist tatsächlich die Homöopathie — wie alles Urphänomenale, wie alles wahrhaft Gültige — von einem Gelände her wurzelnd und wipfelnd wirksam, welches abseits und außerhalb der hektischen, in einer Art Amoklauf sich immer wieder selbst entwertenden und vernichtenden Prozesse gelegen ist, die man Fortschritt nennt, bejubelt, begräbt und abermals bejubelt *ad infinitum* oder, besser gesagt: *usque ad finem*, denn der Fortschritt wirkt zunächst wie Marschmusik und erweist sich alsdann (wie diese) als Zutreiber des Todes. Das gilt nicht nur in dem Sinne, der deutlich wird, wenn wir die gerade Linie von der stillen Gelehrtenstube über das physikalische Laboratorium bis zum Leichenfeld von Hiroshima betrachten — oder die von der Chromosomenforschung bis zur Vernichtung des staatspolitisch nicht mehr verschleißbaren Menschenlebens —, es gilt auch in therapeutischer Hinsicht. Nicht nur das Atom (welches griechische Wort »das Unteilbare« heißt) hat man gespalten und damit dem Tod reiche Ernte und dem Leben neuen Schrecken verschafft, auch das Individuum (»das Unteilbare« in lateinischer Formulierung) ist mannigfach zerlegt worden, bei welchem Vorgang Freud, Adler und Jung die bekanntesten Pioniere waren: an ihre Namen vor allem ist dieser Fortschritt geknüpft. Die Seelenheilkunde unserer Tage kämpft darum, den Schaden wiedergutzumachen (obwohl sie das selten bekennt: am offensten wohl in den Büchern von G. R. Heyer).

Martin Buber berichtet (im Vorwort zu dem Buch *Heilung aus der Begegnung* von Hans Trüb, Stuttgart 1951) von dem Fall einer Frau, die — in Schuld und alsdann in Qualen verstrickt — durch einen Analytiker, einen namhaften Freudschüler, so gründlich »geheilt« wurde, daß sie daraufhin in freundlichem gesellschaftlichem Betrieb ihr Leben fort- und ablebte. Buber sagt wörtlich: »Jene unablässige schmerzensreiche Mahnung an das Ungesühnte, an das gestörte und zurechtzuschaffende Verhältnis zum Sein war ausgetilgt. Ich nenne diese erfolgreiche Kur die Auswechslung des Herzens. Das zu restloser Zufriedenheit funktionierende Kunstherz tut nicht mehr weh; das vermag nur eins von Fleisch und Blut.« Anders ausgedrückt, besagt das: auch »Fortschritt« kann »Kuren durchführen« (im hier zitierten Falle: Fortschritt der Psychologie), jedoch um den Preis, daß das Menschenherz durch ein Kunstherz ersetzt wird. Wenn Buber dieses Beispiel gerade im Zusammenhang mit Hans Trüb erzählt, so deshalb, weil der verehrungswürdige alte Weise, der im »dialogischen Leben« das wahre Leben erkannt hat, Trübs Erkenntnis von der Heilung aus der *Begegnung* tief und hoffnungsfroh zustimmt. Solche Heilung aber ist eindeutig eine homöopathische Heilung: der Leidende begegnet dem ihm in der Problematik Ähnlichen — oder, wie Carl Gustav Carus es einmal formulierte: »Nur tief Verwandtes regt Verwandtes mächtig auf.« Darauf wird unten näher einzugehen sein.

Da das Simile den Charakter eines Gesetzes hat — und nur deshalb in Form der Ähnlichkeitsanweisung therapeutisch fruchtbar gemacht werden konnte —, steht es in anderem Raum, in sakralem Raum, als der die profane Aschenbahn überrollende (und sie unheilvoll verbreitert zurücklassende) Fortschritt. Homöopathie ist Nutzbarmachung des Simile[5]. Vom Simile her ist sie durch Fort-

[5] Unter »Simile« wird hier, altem homöopathischem Sprachgebrauch treubleibend, sowohl das von Hahnemann entdeckte *Prinzip* verstanden als auch, was dessen therapeutische Nutzbarmachung betrifft, die jeweilige *Maßnahme:* die richtig gewählte Arznei ist »das Simile« für denjenigen Kranken, für den sie auf Grund seiner Symptomengesamtheit gewählt wurde; vom Simile als *Prinzip* her ist die Findung des (jeweiligen) Simile als *Konkretum* möglich —: der Leser möge sich die Doppelbedeutung des Schlüsselwortes und den Zusammenhang beider Bedeutungen genau einprägen!

schritt nicht modifizierbar. Aber dennoch kann — und muß — sie wachsen. Hahnemanns Initiation hat ihren Rang dadurch, daß sie überzeitlich gültig bleibt. Sein Initium jedoch setzte erst einen Anfang, der auf Vollendung wartet. Und das bezieht sich lediglich auf die Arzneiprüfungen.

Als wir weiter oben deren Problematik betrachteten, sahen wir, daß mit ihnen nicht nur Empirie gesammelt wird, sondern daß sich zugleich auch Mysterien erschließen. Eines davon ist damit gegeben, daß der Arzneimittel-Prüfer dem Gift — einer Macht aus dem Machtbereich der Schlange — wagnisvoll und mit existentiellem Einsatz begegnet. Ist die Schlange, die Vielfältiges (und vielfältig miteinander Verquicktes) symbolisiert, in einem uns allen vertrauten Aspekt »der Versucher«, so kann man vom Arzneimittelprüfer, indem dieser sie in ihrem Machtbereich erprobt, buchstäblich sagen, er trete mit seinem Versuch (dem Arzneimittelversuch am gesunden Leib-Seele-Geist-Organismus) dem Versucher als Versucher gegenüber: wahrlich eine wagnisvolle Homöopathizität! Eine Ur-Situation, um die geheime Einheit der Schlange des Sündenfall-Mythos und der des Aeskulap auf allen Ebenen, an denen der Mensch teilhat, zu erfahren: von höchster Erkenntnis bis in Fleisch und Blut hinein.

Das Ergebnis solcher Erfahrung heißt generell, wie wir uns erinnern: Arznei ist Gift. Paracelsus sagt: »Alle Ding, die da geschaffen sind, sind wider den Menschen.«

Alle Dinge? Zunächst mag man eine große Gruppe derjenigen Substanzen, die wir uns zuzuführen gewohnt sind, davon ausnehmen: die Nahrungsmittel. Aber das gilt nur bedingt. Kochsalz, Zwiebel, Pfeffer, Muskatnuß, Gartenraute, Kaffeebohnen, Holunderblüten, Löwenzahn, Ingwer, Spargelsprossen, Zimt, Kopfsalat, Hopfen, Hühnermagen und Schweinefett — um nur einige Dinge zu nennen, die zum menschlichen Speisezettel gehören — haben sich als echte homöopathische Arzneien erwiesen. Das Kochsalz ergibt bei der Prüfung eine eindrucksvolle Fülle von Symptomen. Wir kennen auch einen bestimmten Typ, der sowohl als Prüfer als auch als Patient ganz besonders auf mittel- und hochpotenziertes Kochsalz reagiert. O. Leeser, der an Kant geschulte, strenge Rationalist unter den Homöopathen unserer Zeit — unter den echten —, führt in seinem ebenso wohlfeilen wie wertvollen Reclam-Büchlein *Homöopathie* (1952) aus, daß die homöopathische Potenzierung unter anderem auch den Sinn habe, Nahrungsvorgänge von Arzneiprozessen zu unterscheiden. Was massiv in den Verdauungsapparat gelangt, braucht keineswegs »giftig», d. h. symptomerzeugend zu wirken: wenn es nämlich zu denjenigen Substanzen gehört, die wir Nahrungsmittel nennen. Ganz anders ist das Bild, wenn eine solche Substanz unter Umgehung der Verdauung — eben in potenzierter Form — sofort als Reizmittel zur Wirkung gelangt, indem sie durch die Mund- und Zungenschleimhaut aufgenommen wird. Leeser weist darauf hin, daß Stoffe wie Kieselsäure, Kalk, Kochsalz usw. »bei langwierigen Versuchen mit mittleren und höheren Potenzen die besten Prüfungsergebnisse« haben.

Blicken wir tief genug, so können wir wahrnehmen, daß die Ernährung auch eine fortwährende Art von »Heilung« ist: ohne sie geraten wir auf die Dauer in Mangelkrankheiten und Hungerschäden. Zur Ernährung eignen sich lediglich Substanzen, die von unserem Organismus selbst — durch dessen aktives, ihm eingeborenes Bemühen — in eine Ähnlichkeitsbeziehung zu ihm gebracht werden können: die er, wie man sagt, »assimilieren« kann, was auf deutsch wörtlich heißt: die er in sich zum Simile, zu etwas ihm selbst Ähnlichen zu gestalten vermag. Bekanntlich geht das zunächst so vonstatten, daß der Organismus das Eigenwesen des jeweiligen Nahrungsmittels zerschlägt und zerstört. Die Physiologie kann das — von der Mundhöhle bis zu den Darmzotten — genau verfolgen. Was alsdann geschieht (und sich vorwiegend in der Leber abspielt), nämlich die Transmutation des zerstörten Fremdartigen in nicht nur art-, sondern sogar individualspezifische Organismussubstanz, ist bis heute unbekannt. Auf jeden Fall jedoch läßt sich der Verdauungsprozeß so formulieren, daß bestimmte Substanzen — unsere Nahrungsmittel — sich dazu eignen, von den Zerstörungskräften unseres Verdauungsapparates ihres Wesens beraubt und mit Hilfe der Leber zu einem Simile unseres Leibes umgewandelt zu werden. Damit sind sie dann uns zum Heil — als kraftspendende, den Betrieb unseres Organismus gewährleistende, ihm Hungerschäden im Entstehen schon »heilende« Substanzen, als unser täglich Brot — wirksam.

Lassen wir sie aber auf andere Weise als auf die, die mit Hilfe der Verdauungsprozesse jene Assimilation genannte Simile-Werdung erwirkt, in Auseinandersetzung mit unserem Organismus geraten, d. h. prüfen wir sie als mittlere oder höhere Potenzen, so kommt ihr Fremdwesen voll zum Zuge: auch »Nahrung« wird dann, wie an den obengenannten und ähnlichen Beispielen in jeder reinen Arzneimittellehre nachgelesen werden kann, »giftig«. Die Grenzen zwischen Nahrung und Pharmakon sind fließend, sie sind vor allem auch mit der Applikation gegeben, mit der Ein- oder mit der Ausschaltung der assimilierenden Instanzen unseres Leibes.

Wenn wir das bedenken, hat Paracelsus recht mit seiner Feststellung, daß *alle* Dinge, die geschaffen sind, *wider* den Menschen geschaffen sind. Sagar die Nahrung ist Pharmakon (= Gift), wir müssen sie in Pharmakon (= Heilmittel) erst umwandeln, was entweder, bei ihrer üblichen Verwendung, von der Weisheit erwirkt wird, die unseren Leib durchwaltet, oder, bei der Arzneimittelprüfung, indem wir die dadurch ermittelten Symptome eines Nahrungsmittels in den Dienst der Therapie stellen; konkret gesprochen: indem wir z. B. das Kochsalz prüfen, seine Symptome erleiden und dadurch erfahren, sie aufzeichnen und das so gewonnene Bild »er-innern«, wenn uns ein Mensch als Kranker begegnet, der infolge seines Krankseins eine der Kochsalz-Prüfung ähnliche Symptomengesamtheit an den Tag legt.

Dieser Exkurs war notwendig, um deutlich zu machen: Sind *alle* geschaffenen Dinge *wider* den Menschen, sind sie samt und sonders »Gift«, so kann und muß die *im Prinzip* unveränderliche Homöopathie dadurch wachsen, daß immer mehr Arzneien immer gründlicher geprüft werden. Die Homöopathie ist erst im Sinne ihrer Nutzbarmachung, im Sinne vollendeter Brauchbarkeit der Ähnlichkeits*anweisung*, universell praktizierbar, wenn der gesamte Kosmos hinsichtlich der »Gift«-Wirkung seiner sämtlichen Bestandteile durchgeprüft und damit arzneilich erschlossen worden ist. Dann erst — darauf werde ich noch einzugehen haben — kann jeder Mensch erfolgreich homöopathisch geheilt werden, weil jeder Mensch ein Mikrokosmos in einem Entsprechungsverhältnis zum Makrokosmos ist. Bekanntlich gehört die Erleuchtung, die diese Mikrokosmos/Makrokosmos-Entsprechung wahrnehmbar macht, zu den grundlegenden Erlebnissen der hermetischen Einweihung. Die Hermes Trismegistos zugeschriebene *Tabula smaragdina* spricht bereits in ihrer ersten Zeile davon. Hahnemanns Initiation ist eine bestimmte, überaus nützliche Abwandlung der hermetischen Initiation. Er hat das alte Wahre angefaßt. Sein Meistergriff ergab nicht etwa — wie sich moderne Cerebralmonomanen das Wesen der Einweihung vorstellen — bloße Erkenntnis, Weltanschauung oder religiöse Harmonie, sondern dieser Griff einer Hand ergab Be-Handlung, überprüfbare, reale Heil-Erwirkung bis ins Leibliche hinein, bis zum Ende der Wege Gottes hin.

Wo aber, mag man fragen, soll ein solches Prüfen der Substanzen und Wirksamkeiten des Kosmos in ihrer Gesamtheit hinführen? Seit Jahrzehnten ächzen die homöopathischen Therapeuten bereits gar zu vernehmlich unter der Bürde, die ihnen mit der viel zu reichhaltigen reinen Arzneimittellehre auferlegt worden ist. Schon Hahnemanns 1822 in 2., vermehrter Auflage erschienene *Reine Arzneimittellehre* enthält 63 geprüfte Arzneien, von denen einige, z. B. Nux vomica, mehr als tausend Symptome ergeben. Inzwischen mögen 300 mehr oder minder gründlich geprüfter Arzneien zusammengekommen sein. Immer neue gesellen sich (viel zu selten zwar) hinzu.

Der Weg, den die Mehrzahl der homöopathischen Therapeuten unserer Tage einschlägt, um damit fertigzuwerden, ist ein Holzweg: sie versuchen nämlich, damit *nicht* fertigzuwerden, d. h. sie plädieren für eine Ausmagerung der Arzneimittellehren sowohl im Hinblick auf die Zahl der Mittel als auch vor allem auf die Zahl der Symptome. Nun ist es eine der wesentlichen Erfahrungen der Psychologie, daß wir Menschen jedes aus den Tiefen erquellende Verhalten »rationalisieren«: unsere Ratio heuchelt uns — subjektiv ehrlich, objektiv verlogen — ein rationelles Motiv vor, wo in Wirklichkeit die Tiefenperson ganz etwas anderes anstrebt. Das hat L. von Holzschuher besonders instruktiv in seinem Werk *Praktische Psychologie* (Seebruck/Chiemsee 1949) nachgewiesen und dargestellt. So werden auch die Münzverringerer der reinen Arzneimittellehre ein Opfer ihres »Rationalisierens«: in Wahrheit ist ihnen das Bewältigen der Vielfalt zu schwierig, sie sind der lebendigen Fülle nicht gewachsen, aber als Motiv für ihre Zurechtstutzungen der Arzneimittellehre geben sie an, daß die meisten Symptome »unzuverlässig« seien, daß »kritische Wertung« solche Symptome getrost streichen dürfe.

Erfahrene klassische Homöopathen haben jedoch immer wieder erlebt, wie gerade die ausgefallensten, die scheinbar unsinnigsten Symptome eines Arzneimittelbildes bei besonderen Fällen die wertvollsten, ja wahrhaft *wunderbare* Hinweise bedeuten können. Gewiß läßt sich mit einer stark »gesichteten« — so sagt man, wenn man ein Deckwort für Verstümmelung sucht — Arzneimittellehre leichter arbeiten als mit einer reichhaltigen: leichter, jedoch auch kümmerlicher und mit weit geringerem Erfolg. Hans Blüher sagt in seinem *Traktat über die Heilkunde,* daß in der Medizin »Vervollkommnung der Methode« auf ihre Zugänglichmachung an die Unbegabten hinauslaufe. Das trifft erst recht auf die Verunvollkommnung der Methode zu, die sich aus der erstrebten Schrumpfung und Ausmagerung der reinen Arzneimittellehre ergibt.

Therapeut sein ist eine große Sache. Paracelsus sagt, Gott liebe kein Amt mehr als das des Arztes. Eine große Sache aber ist nie eine im Schlendrian des Alltags und im Aspekt der Berufsökonomie zu bewältigende Sache. Die von der Homöopathie gegebene Arzneimittellehre wird dem Therapeuten zunächst aufgegeben, alsdann erst gegeben. Die Wandlung der Aufgabe in eine Gabe setzt Ähnlichkeitsbeziehung zum wahren Wesen der *Gabe,* setzt Beg*abung* voraus. Nur der Begabte kann die Aufgabe bewältigen, die ihm von der reinen Arzneimittellehre gestellt wird —: und auch der benötigt dazu jenen Fleiß, durch den sich das Genie legitimiert.

In China spricht man als von der Höchstform des vollendeten Menschen vom »Alten Weisen«. Erfahrung lehrt, daß die wirklichen Großmeister der Homöopathie fast ohne Ausnahme erst *im Alter* solche geworden sind: das gilt von Hahnemann über Constantin Hering bis in unsere Tage, bis zu Paul Dahlke, Emil Schlegel, Edwin Blos, Friedrich Gisevius und Paul Wassily (um nur einige zu nennen). Der homöopathische Therapeut muß mit der Arzneimittellehre — mit dem Buch, in welchem sie aufgezeichnet steht — umgehen wie der römische Priester mit seinem Brevier: täglich zu mehreren Zeiten werden, stets wieder vorn beginnend und nach einigen Wochen beim letzten Mittel endend, an das sich dann abermals das erste anschließt, die einzelnen Mittel wiederholt, werden auswendig (vom Gedächtnis her) und inwendig (von der Schau her, die sich daraus ergibt, daß man sie meditiert) gelernt, werden verlebendigt Woche um Woche, Jahr um Jahr, Jahrzehnt um Jahrzehnt. Das sind die unabdingbaren *exercitia spiritualia*, das ist der Yoga des homöopathischen Therapeuten.

Daneben, für Zwecke der Sprechstunde, müssen Symptomenregister (Repertorien, wie der übliche Fachausdruck heißt) benützt werden. Jeder echte Homöopath legt sich ein solches an. Hahnemann verwandte jahrzehntelange Arbeit (unter Hinzuziehung eines Schülers), um sein Repertorium vollständig — nach dem damaligen Stande — zu gestalten. Das vollständigste, das wir gegenwärtig besitzen, stammt von dem Amerikaner J. T. Kent. Für die neueren Meister war es ein Schatz, für die meisten Wortführer der neuzeitlichen (oft nur sogenannten) Homöopathie aber ein Gegenstand des Spottes. Sie schmähten die Trauben, die zu hoch hingen. Es läßt sich ein solches Repertorium in gewisser Weise — obwohl diese wesentlich leichter zu handhaben ist — mit der »Concordanz« vergleichen, die der Theologe benützt, um sich an Hand eines vollständigen Wortregisters schnell in der Bibel zurechtzufinden, wenn er eine bestimmte Textstelle sucht. Nie kann eine Concordanz das Bibelstudium, nie ein Repertorium das Studium der reinen Arzneimittellehre ersetzen: beide setzen beides voraus. Aber je vollständiger die Concordanz, desto schneller und sicherer findet der Theologe den gesuchten Text, je vollständiger das Repertorium, desto schneller und sicherer der Homöopath das gesuchte Mittel. Beides sind Gedächtnishilfen, Wegweiser —: nur wer das Gesamte kennt, findet mit ihrer Hilfe zum Besonderen.

Da die Homöopathie — nach verheißungsvoller Ouvertüre — von der Zukunft her auf ihre Therapeuten und ihre Patienten wartet, wird das Anwachsen der Arzneiprüfungen mit dem Immer-dickleibiger-Werden der Repertorien einhergehen. Das bedeutet, im Sinne der obenzitierten Formulierung Blühers, sie wird den Unbegabten und den mittelmäßig Begabten immer weniger zugänglich sein, sie wird sich nur einer Elite erschließen. Solches aber gehört seit je zum Wesen echter Einweihung. Die »Alten Weisen« werden selten sein, aber es wird sie dennoch geben.

Unter den indischen Therapeuten gilt als der berühmteste ein Zeitgenosse des Buddha Gautama: der einem Königsgeschlecht entstammte Arzt Jivaka, der im 6. vorchristlichen Jahrhundert lebte. Er war ein Schüler eines ebenfalls hocherleuchteten Meisters der Heilkunst in Taxila, wobei wir uns Schülerschaft im Sinne der Initiation — als Verhältnis des Chela zum Guru — vorzustellen haben. Taxila war eine Stätte therapeutischer Initiation. Nachdem Jivaka sieben Jahre lang von seinem Guru geübt und erleuchtet worden war, fragte er diesen, wie lange es noch dauern werde, bis er, der Chela, Kranke zu Heilung und Heil befördern könne. Der Guru antwortete nicht durch Nennung eines Termins, sondern durch einen Auftrag. Er forderte Jivaka auf, in einem recht weiträumigen Gebiet sämtliche Pflanzen zu sammeln und herbeizubringen, die heilwirksam sind. Jivaka blieb ein paar Tage fort und kam dann mit der Nachricht zurück, diese Aufgabe sei nicht durch Herbeibringen der heilwirksamen Pflanzen zu lösen, denn *alle* Pflanzen seien Heilpflanzen. Übrigens auch, wie er hinzufügte, alle Tiere und alle Mineralien.

Die Einweihung Jivakas, des Sohnes des Königs Bimbisara von Magadha, war damit vollzogen: nunmehr konnte der Initiat »anfangen«, sein Initium war gültig geworden. Nichts gibt es im All, was nicht zum Heilmittel taugt, lehrte er später. Wir fügen im Sinne Hahnemanns hinzu: Alles ist Gift, mithin ist alles Pharmakon. Das zu erweisen und zu realisieren, ist Sache derer, die, indem sie der Homöopathie dienen, auch deren Wachstum dienen. Sie erschweren damit das Amt des Therapeuten. Und indem sie es erschweren, erleichtern sie sein Herz: nachdem das Simile als Prinzip gefunden worden ist — und damit für Hahnemann ebenjene Sicherheit des ärztlichen Handelns, die er vermißte —, werden mehr und mehr konkrete Similia gefunden werden müssen, so daß Schritt um

Schritt aus potentieller Sicherheit die faktische Sicherheit geboren werden kann.

Zwar soll zum Trost der Leser — seien sie nun Therapeuten oder Patienten oder solche, die beides werden wollen oder können — gesagt werden: Für wachsame Homöopathen gibt es in der überwiegenden Mehrzahl der Situationen, in die sie geraten, wenn Kranke zu ihnen kommen, eine Arzneimittelfindung durch *Leitsymptome.* Besonders charakteristische Züge eines Arzneimittelbildes — und die des zu ihm in Ähnlichkeitsbeziehung stehenden Bildes der Symptomengesamtheit eines Kranken — leiten oft blitzartig zur Findung des Simile hin. Und kommt zur Wachsamkeit noch Intuition hinzu, so kann das Finden des angezeigten Mittels mit »nachtwandlerischer Sicherheit« erfolgen. Dennoch bleiben solche Findungen aber Ergebnisse eines vorangegangenen gründlichen Studiums oder sind Metamorphosen von Gelerntem in eine Eigenschaft: in die des Findenkönnens der Arznei.

Dies sei zum Trost gesagt. Aber es ist, wenn wir aufrichtig sind, insofern doch ein etwas bitterer Trost, als er nicht den berechtigten Eindruck aufheben kann, daß — selbst mit der Laterne des Diogenes erfahndet — gegenwärtig eine echte, rechte, vollgültige Homöopathie kaum irgendwo aufzufinden ist.

Und wiederum: ist es wirklich bitter, die Zukunft noch vor sich zu wissen? Und zu wissen, daß sie dennoch schon einmal verwirklicht worden ist? *Vorwärts zu Hahnemann!* so lautet ein Imperativ der therapeutischen Initiation. *Vorwärts zum Ur!*

Unsere Zeit hat es — dies in jeglichem Sinne des Wortes gemeint — buchstäblich in der Hand, ob sie Zukunft schaffen will durch Anfassen des alten Wahren, ob sie therapeutische Vollendung wagen will und jenen »Bhagavant« neu erstehen lassen, den schon die Veden kannten und nannten: Das Wort »Bhagavant« heißt »zuteilend« und war im Indien der Vorzeit zunächst die Bezeichnung für die Hand des Therapeuten, alsdann wurde es zur ihn ehrenden Anrede. Hier ist, erfaßt man es ganz, Engramm des Einst zugleich Programm für das Dereinst[6].

---

[6] Vgl. Reinhold G. F. Müller: *Grundlagen altindischer Medizin* (Halle/Saale 1942).

Nicht auf alle Probleme der Homöopathie Hahnemanns kann hier eingegangen werden: es gibt deren gar zu viele. Auch die Kostgestaltung, die rechte Diät, gehört in den homöopathischen Problembereich. Man kann da überraschende Entdeckungen machen, wenn man die Geschichte und Geographie der Ernährung studiert. Der Mensch ernährt sich, wo er noch aus einem Tiefenwissen seine Kost wählt, durchaus im Sinne der heilsamen Ähnlichkeit, auch und gerade wenn das wider alle (allopathische) Vernunft zu sein scheint. Der Astheniker, der Mensch mit den physiognomischen Kennzeichen der Primärrasse[7], wählt nicht etwa »kräftige« Kost — wie ein unbegabter Arzt ihm das anraten mag —, sondern ätherische: er neigt zur unblutigen Ernährung, zur frugivoren und frugalen. Und der massive Typus, besonders in seiner ungeistigen Extremform, hält sich an das Derbe, an Wurst, Speck und Hülsenfrüchte. Beide tun recht daran, obwohl ihnen das »schadet«; weil ihnen das schadet, nützt es ihnen.

Sinngemäß dasselbe gilt von der Genußmittelwahl. Der hastige, erregte Nerven- und Intellektmensch, der Literat, der Journalist, wählen nicht das stumpf- und dumpfmachende Bier zum bevorzugten Genußmittel, sondern den zu ihrem Typus in Similebeziehung stehenden Kaffee. Rauchen solche Menschen, so rauchen sie die schnell verglühende, ihre Beweglichkeit noch unterstreichende Zigarette. Der ruhevolle Senatoren- und Fabrikanten-Typus, der ovale joviale Herr, greift zur Zigarre. Der Stumpfbock und Spießer hockt am Biertisch, obwohl (und weil) das bekanntermaßen ungeistig machende Bier ihm keinen Ausgleich gibt — wie etwa Kaffee es täte —, sondern statt dessen ein Ihm-selbst-noch-ähnlicher-Werden bewirkt. Hier steht die Homöopathizität geradezu als schrittmachendes Agens im entelechalen Sog, sie dient dem »Werde, der du bist!«: auch wenn das ins Erkranken führt. Wahrscheinlich will jeder beschränkt Wandlungsfähige (was sich darin ausdrückt, daß er »Typus« ist) in sein Krankwerden geraten, weil es für ihn keine andere Möglichkeit des Genesens gibt.

---

[7] Im Sinne von Hans Blüher; vgl. die Kapitel „Die dreifache Gliederung der Rassenfrage" in *Die Achse der Natur* und „Die Allogenität des Menschengeschlechtes" in *Parerga zur Achse der Natur*.

Aber dieser Exkurs ins Diätische soll uns nicht den Blick dafür verdunkeln, daß etwas anderes gemeint ist, wenn Paul Dahlke (in seinem Buch *Heilkunde und Weltanschauung)* definiert: »Krankheit ist Hunger.« Er meint damit, Krankheit sei Hunger des Organismus nach dem Simile — und der Organismus drückt seinen spezifischen Hunger dadurch aus, daß er mit seiner Krankheit diejenigen Symptome bekundet, die für das Simile, nach dem er hungert, charakteristisch sind.

Dahlke hat damit Tieferes gesagt, als er ahnte. Es wird uns in einem späteren Kapitel noch beschäftigen. Am Fall Dahlke aber kann bereits hier etwas ungemein Charakteristisches abgelesen werden, nämlich daß therapeutische Einweihung durch antitherapeutische verzerrt werden muß, wenn sich beides in ein- und derselben Person mengt. Dann entsteht kein »Fördergegensatz« — im Sinne des Heraklit-Wortes »Die Gegensätze fügen sich zur Harmonie« —, sondern eine Weltschau aus zwei Augen mit verschiedener Blickrichtung, was ein undeutliches Bild ergibt, vergleichbar etwa einem Vierfarbendruck, dessen einzelne Farbplatten nicht randgenau passend gedruckt wurden.

Durch Hahnemann erfuhr Dahlke seine therapeutische Einweihung: und von dieser her ist er ein Meister der klassischen Homöopathie geworden, dessen Erfolge weithin für ihn zeugten. Was aber heißt es, wenn ein Arzt Erfolge hat? Es heißt, daß er Kranken, deren Aufenthalt im Leibe gefährdet ist, in die Inkarnation *zurück*hilft — was damit identisch ist, daß er ihnen *voran*hilft in die *rechte* Inkarnation. »Arzt sein, heißt Patriot der Welt sein«, sagt Viktor von Weizsäcker mit Recht. Letztlich dient alle Therapie dem Weltbestande, dient dem Hiersein der Kreaturen.

Im Laufe seines Lebens aber empfing Dahlke — zu welchem Zweck er Indien durchreiste — die antitherapeutische Einweihung des klassischen, des Hinayana-Buddhismus. Ich will hier davon absehen, daß der etwa 500 Jahre nach dem Buddha Gautama entstandene Mahayana-Buddhismus fast das Gegenteil des Hinayana fordert und fördert, daß seine Abzweigungen, der Vajrayana- und der Zen-Buddhismus, sogar bis ins Magische hinein Ja zur Welt sagen —: denn wo (bis vor kurzem) ein Europäer Buddhist wurde, da wurde er es im Sinne des Buddha Gautama, im Sinne des Hinayana. Der Buddha Gautama ging bekanntlich von der Erkenntnis aus, daß Leben Leiden sei. Auch das, was uns kein Leiden zu sein scheint, gebiert Leiden, z. B. die Liebe, die den Keim des Leidens in sich trägt, weil ein Getrenntwerden vom Gegenstand der Liebe so gewiß stattfinden wird, wie solches Getrenntwerden alsdann Leiden bringt. Die Predigt von Benares zeigt den Charakter des Lebens als Leiden auf. Das gesamte Lehr- und Verwirklichungssystem des Buddha Gautama läuft nun darauf hinaus, methodisch den Durst nach Leben abzutöten. Ist das gelungen, so droht dem Menschen kein neues Geborenwerden mehr: er entgleitet dem Kosmos. Damit ist der Buddhist (im Hinayana-Sinne) kein Patriot, sondern ein Deserteur der Welt.

Es leuchtet ein, daß ein Therapeut nie klassischer Buddhist sein kann. Sagen wir es grob, so steht der Therapeut gegen den Tod. Leiden, welches ihm —als Krankheit — begegnet, droht den Kranken durch die Pforte des Todes zu drängen. Wenn der Therapeut heilt — und nur das ist sein Amt —, so geschieht das zuungunsten des Todes. Therapeutische Einweihung gibt Vollmacht zuungunsten des Todes.

Buddhistische Einweihung hingegen erstrebt Vollmacht zuungunsten der Geburt. Wird der Therapeut, wenn ihm Leiden begegnet, zu einer Hilfe herausgefordert, die den Leidenden in der Welt hält, die ihn wieder wertvoll für die Schöpfung macht, so wird der Buddhist vom Leiden zu einer ganz andersartigen Hilfe herausgefordert: gerade das Leiden ist ihm wertvoll, weil allein Erkenntnis des Leidens den Mitmenschen zur Annahme der buddhistischen Methode führen kann, systematisch dem Leiden in der Schöpfung zu entwandern. Ein Buddhist, der heilt, ist keiner mehr, denn er nimmt damit dem Leidenden das Leiden und damit das, was ihn auf den heiligen achtfachen Pfad bringen kann und soll. Nur anpredigen darf der Buddhist den Leidenden, nur dessen Erkenntnis wecken, daß Leben Leiden und mithin fliehenswert sei.

Paul Dahlke *heilte* — und das gab ihm ein gutes Gewissen von Hahnemann her; er *heilte* — und das gab ihm ein böses Gewissen von Buddha her. So zerbröckelte ihm mit der Zeit die Praxis. Seine

Schriften über Homöopathie, streckenweise einzigartige Meisterwerke, wurden gerade im Weltanschaulichen dort, wo es um das Zentrale ging, unscharf, halb. Da Dahlke ein Genialer war, kam auch in dieses Halbe noch geniales Gepräge. Aber mit seiner Therapeutenpflicht, der Inkarnation des Menschen zu dienen, und seiner Buddhistenpflicht, die Exkarnation zu provozieren und zu protegieren, konnte er nicht ins reine kommen. Krankheit ist Hunger, sagte er, jedoch Leben überhaupt ist Hunger, das sagte er ebenfalls. Als Therapeut mußte er solchen Hunger stillen, als Buddhist ihn ein- für allemal vernichten. Das ergab eine Diskrepanz in seinem Wesen, die u. a. dazu führte, daß ein ihm in homöopathischen Dingen nah Geistesverwandter, Friedrich Gisevius, Dahlke ebenso bewunderte wie er gleichzeitig von ihm bis ins Physiognomische geradezu angewidert war. Indem ich 1939 Gisevius den Schlüssel für diese seine ihm selbst unbegreifliche Zu- und Abneigung gab, entdeckte ich das, was ich *»Homöopathia Divina«* nannte und wovon diese Schrift weitgehend handelt.
Seltsamerweise waren viele große Homöopathen der jüngsten Vergangenheit dem Hinayana-Buddhismus — in einem wahrhaft tragischem Selbstmißverständnis — zugeneigt, so auch Edwin Blos und Karl Stauffer. Sie fügten ihrer Einweihung des Lebens, der therapeutischen, die des Todes, die buddhistische, hinzu. Ganz ohne Frage hat auch das dazu beigetragen, das therapeutische Potential unserer Weltenstunde zu verringern. Sinn des Leidens ist, es zu überwachsen, nicht aber von ihm her einen Notausgang aus dem leiddurchwobenen Kosmos zu konstruieren.
Hahnemann sah da weit klarer. Als leidenschaftlicher Freimaurer — also als Ordensbruder einer Initiationsgemeinschaft, die damals noch magisch wirksam war — ging es ihm um Tempelbau und nicht um Abbrechen des Tempels. Zwar stand er dem Christentum fern und bezeichnete den Rabbi Jehoshua ben Joseph als den »Erzschwärmer«, jedoch seine Religion war im konkretesten Sinne eine Offenbarungsreligion. Die Phänomene sind Offenbarungen. In den Symptomen offenbart sich nicht nur das Kranksein, sondern auch das, was Heilung erwirkt. Nie hat Hahnemann daran gezweifelt, daß ihm die Homöopathie offenbart worden, daß sie ihm als echte

Initiation zuteil geworden ist. Während der Jahre um die Wende vom 18. zum 19. Jahrhundert fand er dafür noch nicht die geeignete Sprache, er konnte seine Initiation noch nicht »zur Sprache«, zum »Wort«, zum »Logos« bringen, zum Wesen, welches im Urbeginn waltete. So behalf er sich mit dem Jargon der Zopfzeit. Aber mit jedem Jahr, das er älter wurde, fand er von diesem Jargon fort und zum angemessenen Formulieren seiner Erleuchtungen hin. Damit wurde die Homöopathie edler, echter, wahrer — was zugleich bedeutet: sie büßte das Plausible ein. Wo heute plausibel über sie geplaudert wird, sind wir in der Zopfzeit. Dagegen ist nichts zu sagen, wenn es sich, wie bei Hahnemann, um ein Vorstadium der Vollendung handelt mit der Strebenstendenz zu ihr hin. Aber es handelt sich oft genug um ein Anstreben dessen, was auf halber Höhe liegt. Das Paracelsus-Wort »Nur die Höhe des Menschen ist der Mensch« heißt selbstverständlich, auf Hahnemann angewandt, nur die Höhe Hahnemanns ist Hahnemann.

Dies zu sagen war vorbereitend nötig, um ein letztes Problem der Homöopathie — das schwierigste — zu skizzieren.

Daß die Homöopathie streng individualspezifisch vorgeht, daß sie nicht nach Krankheitsbegriffen ein Simile erfahndet, sondern nur nach der jeweiligen Symptomengesamtheit des jeweiligen Kranken, erfuhren wir bereits. Hahnemann und seine Schüler lernten Ausnahmen kennen: diejenigen Epidemien nämlich, die, hoch akut, mit solcher Wucht einhergebraust kommen, daß sie gewissermaßen jeden von ihnen Befallenen vergewaltigen, sein Individuelles überrennen und ihm das Symptomengepräge ihres eigenen Wesens — des *»Genius epidemicus«* — derart masiv aufzwingen, daß das Persönliche des Kranken darunter verschwindet; selbstverständlich nur vorübergehend: so lange, wie der *Genius epidemicus* wütet. Es wurde Sitte, beim Wüten also charakterisierter Epidemien das jeweilige epidemiologische Mittel ausfindig zu machen und es innerhalb der homöopathischen Ärzteschaft bekanntzugeben. Das sieht dann etwa so aus: »Die diesjährige Spätherbstgrippe ist eine Chininum-arsenicosum-Grippe« — d. h.: sie ruft an jedem Erkrankten die für dieses Mittel typischen Symptome hervor.

Hahnemann lernte aber im Alter noch etwas anderes kennen und meistern, was sein Heilen mit dem Simile nicht (wie man es oft dargestellt hat) in Frage stellte, sondern es fruchtbar erweiterte. Er gab darüber in seinem 1828 erschienenen Werk *Die chronischen Krankheiten, ihre eigentümliche Natur und homöopathische Heilung* zuerst gründliche Auskunft, hernach vor allem in der letzten *Organon*-Auflage. Drei chronische Siechtümer bestimmten Gepräges sah er durch die Menschheit schleichen. Da er ihnen Namen geben mußte, nannte er sie »Syphilis«, »Sykosis« und »Psora« —: keine glücklich gewählten Namen. Vielleicht wäre es besser gewesen, wenn er von einem chronischen Siechtum mit vorwiegendem Quecksilber-Stil (das, was er »Syphilis« nannte), von einem anderen mit vorwiegendem Thuja-Stil (»Sykosis«) und von einem dritten — dem weitaus wichtigsten — mit vorwiegendem Schwefel-Stil gesprochen hätte. Jedoch ebendieses letztgenannte hat im Schwefel nur *ein* (allerdings weithin führendes) Pharmakon, ist darüber hinaus aber ein wahrer Proteus an Symptomgebärung und Symptomwandlung. Hahnemann wählte den Namen »Psora«, betonte aber, daß er darunter *nicht* die ihm in ihrer banalen pathognomischen Signatur genau bekannte Krätze verstehe, die im medizinischen Sprachgebrauch seiner Zeit ebenfalls Psora hieß. »Ich nenne es Psora, um einen allgemeinen Namen dafür zu haben«, gesteht er. Unmöglich kann hier geschildert und gedeutet werden, was Hahnemann unter dem »allgemeinen Namen« Psora schaute und therapeutisch erfolgreich anpackte. Der Leser findet die gründlichste und dem Phänomen Psora adäquateste Darstellung, die mir bekannt ist, in dem »Köthen und die Jahre des Herbstes« überschriebenen Kapitel meines Buches *Hahnemann; die Idee der Homöopathie.* Es sei hier nur gesagt, daß Hahnemann die Psora als »jene älteste, allgemeinste, verderblichste und dennoch am meisten verkannte chronisch-miasmatische Krankheit« bezeichnet, »welche seit vielen Jahrtausenden die Völker verunstaltete und peinigte«. Er spricht vom »uralten Ansteckungszunder« und davon, daß Psora im Organismus eines Menschen oft jahre- und jahrzehntelang latent walten könne, ehe es zu deutlichem Siechtum kommt. Sieben Achtel aller chronischen Siechtümer sind psorischer Art. Jeder Mensch hat Anwartschaft, am Schicksal Psora zu partizipieren: »Der Einsiedler auf dem Montserrat entgeht in seinem Felsenneste ihr ebenso selten als der kleine Prinz in den batistnen Windeln.« Das »übergroße Heer der Psora-Symptome« macht es notwendig, der Psora mit Wachsamkeit und Geduld durch Verabfolgung wechselnder antipsorischer Arzneien, die streng nach dem jeweils vorherrschenden Bild des Proteus Psora gewählt werden müssen, heilwirkend gegenüberzutreten.

Wir wollen es uns hier leicht machen und ganz einfach sagen, Psora sei der chronische Zustand, »in keiner guten Haut zu stecken« — und dieser Zustand ist weitgehend erblich. Der § 81 des *Organon*, 6. Aufl., heißt: »Es wird dadurch, daß dieser uralte Ansteckungs-Zunder nach und nach, in einigen hundert Generationen, durch viele Millionen menschlicher Organismen ging und so zu einer unglaublichen Ausbildung gelangte, einigermaßen begreiflich, wie er sich nun in so unzähligen Krankheits-Formen bei dem großen Menschen-Geschlechte entfalten konnte, vorzüglich, wenn wir uns der Betrachtung überlassen, welche Menge von Umständen zur Bildung dieser großen Verschiedenheit chronischer Krankheiten (sekundärer Symptome der Psora) beizutragen pflegen, auch außer der unbeschreiblichen Mannigfaltigkeit der Menschen in ihren angeborenen Körper-Konstitutionen, welche schon für sich so unendlich voneinander abweichen, daß es kein Wunder ist, wenn auf so verschiedene, vom psorischen Miasma durchdrungene Organismen so viele verschiedene, von innen und außen einwirkende Schädlichkeiten auch unzählbar verschiedene Mängel, Verderbnisse, Verstimmungen und Leiden hervorbringen, welche unter einer Menge eigener Namen fälschlich als für sich bestehende Krankheiten bisher in der alten Pathologie aufgeführt wurden.«

Dieser Satz ist wahrlich eine Schlange! Sein Inhalt scheint zu besagen, daß Hahnemann mit der Psora-Lehre von seinem Prinzip, nicht nach Krankheits-»Ursachen« zu fragen, abgewichen sei —: aber halten wir uns zunächst nicht an den Inhalt, sondern an die Signatur des Satzes, eben die der Schlange. In der Tat ist Hahnemann hier nicht einer Ursache (im Sinne kausal-analytischer Naturforschung), sondern wiederum einem Urphänomen begegnet: demjenigen, das wir in biblischer Sprache die Erbsünde nennen.

Im Schlußabschnitt seines *Traktates über die Heilkunde* spricht Hans Blüher davon, daß die moderne Medizin darauf hinauslaufe, rapide und heftige, hochkurvige Krankheiten gegen chronische flachkurvige einzutauschen. Und fünf Zeilen weiter unten heißt es: »Die Krankheit eines Menschen ist die Erbsünde, gesetzt unter das *principium individuationis.*«

Der Tausch hochkurviger gegen flachkurvige Krankheiten ist aber uralt, das sah Hahnemann, als er nach jahrzehntelanger homöopathischer Behandlung solcher Kranker, deren Kranksein deutlich unter das *principium individuationis* gesetzt war, etwas weit Umfassenderes wahrnahm: ein chronisches Siechtum als Menschheits-Karma, als Erbsünde. Der Mensch ist krank. Jeder auf seine Weise. Aber auch die Menschheit ist krank. Nenne es, Samuel Hahnemann, getrost Psora, »um einen allgemeinen Namen dafür zu haben«! Man kann es auch anders nennen. Man nennt es je und je auch anders.

Nach kabbalistischer Lehre wurde, ehe der Mensch im anthropologischen Sinne schöpfungs-konkret »in die Erscheinung trat« — als Adam, nämlich als der jeweilige Mensch Ich —, der *Menschheits-Mensch* geschaffen, der Adam Kadmon, das eigentliche Urbild. In seinem kosmischen Paradies nahm der Adam Kadmon einen Spiegel zur Hand und gewahrte darin sich selbst als sein Sich-selbst-Ähnlichsein —: daran zerbrach ihm das Paradies und seine eigene göttliche Natur ging ihm verloren. In dem Paviment der Katharinenkapelle von San Domenico zu Siena ist dieser vor-adamitische, dieser Sündenfall des Adam Kadmon bildlich dargestellt[8]. Es handelt sich um eine Kapelle, die 1488 für einen in ihr begrabenen berühmten Therapeuten, den Leibarzt Marco Benzi, errichtet wurde.

Ein überaus sinnvolles Denkmal! Angesichts seiner Ähnlichkeit, der im Spiegel offenbar werdenden, kommt es (wie Hartlaub wörtlich sagt) zum Verlust der göttlichen Natur des Adam Kadmon, zu dessen »Sündenfall, mit dem sich die Schöpfung aus ihm entfaltete«. Mithin ein *peccatum necessarium,* wie es im Buche steht: in

---

[8] Eine gute Abbildung davon (mit klugem Textkommentar) findet sich bei G. F. Hartlaub: *Zauber des Spiegels,* München 1951.

diesem Falle ist das Buch sogar das *Missale Romanum*, worin sich besagte Formulierung findet.

Vom Adam Kadmon her — indem dieser mit der Ähnlichkeit experimentierte — entfaltete sich die Schöpfung und entfaltete sie sich als *kranke* Schöpfung. Der Menschheitsmensch erkrankte kosmokratorisch und kosmopathisch in einem: die Erbsünde wurde ein Leit-, Leid- und Heilmotiv der Schöpfung. Durch das, was wir als den Sündenfall Adams — des bereits anthropologisch-konkreten Adam, der immer Ich heißt — im mythischen Bilde gezeigt bekommen, partizipiert der Adam Ich an der Erbsünde »gesetzt unter das *principium individuationis*«. Daraus ergibt sich sein jeweiliges Erkranken mit individualspezifischer Symptomengesamtheit und individualspezifisch anzuwendendem Simile-Pharmakon. So weit reicht Hahnemanns Therapie, bis er in den zwanziger Jahren des 19. Jahrhunderts über den (jeweiligen) »Fall« des Adam Ich hinaus den (menschheitsmenschlichen) »Fall« des Adam Kadmon entdeckte und damit die *nicht* mehr unbedingt unter das *principium individuationis* gesetzte, die weit mehr *generelle* Erbsünde entdeckte, die er Psora taufte — zwar mit einem wunderlichen Wort, aber zugleich mit dem gültigen Sakrament der antipsorischen Arznei[9].

Damit kommt Titanisches in die Homöopathie Hahnemanns. Sie geht einem Grundbestand des Kosmos zu Leibe.

Darf ein Arzt das? Er muß es wohl, denn dient sein Werk auch der Welt, er selbst darf nicht *ganz* von dieser Welt sein. Die Welt des Therapeuten hat der des Kranken nicht gleich — und schon gar nicht entgegengesetzt — zu sein, sondern ähnlich. Aus einer Homöopathizität beider Kosmen keimt die Hoffnung auf eine dereinst heile Welt...

Wer sich mit der Erbsünde und ihren Verteilungen, den individuellen und den generellen, abfindet, kann Religionsphilosoph oder Büßer werden, aber nicht Arzt.

Therapeutische Einweihung muß, so oder so, eines Tages der wie auch immer benannten Psora gegenüberstehen. Sie ist ein Hüter

[9] Hahnemanns antipsorische Arzneien sind fast ausschließlich *anorganische* Stoffe, stammen also aus der tiefsten Schicht des »Gefallenen«.

der Schwelle. Wer *demütig* weise ist, resigniert an jener Schwelle. Wer *wagnisvoll* weise ist, wer das Unweise in seine Weisheit aufzunehmen wagt, der greift auch hier zur Arznei und erwirkt Heil, indem er das, was Paracelsus das *Ens Dei* nennt — das Göttlich-Verhängte im Krankheitsgeschehen — erkennt, aber nicht anerkennt. Gott segnet solches *nicht* gottgefällige Tun gar oft durch das Amen gelungener Heilungen. Aus dem Verstoß gegen das, was Gott verhängt, blüht die *Gratia medicinalis* auf.

Seit es das Schlagwort »Naturheilkunde« gibt, wird die Homöopathie gern im Zusammenhang mit der Naturheilkunde (oder, wie man auch zu sagen pflegt, mit der »biologischen Medizin«) genannt und gewürdigt. Das geschieht ohne jede Berechtigung, denn Homöopathie ist Kunstheilung *kat exochen*. Das Tiefere der Unterscheidung zwischen Natur- und Kunstheilung wird sich uns noch — im Sanctuarium der Homöopathia Divina — zu erschließen haben. Hier zunächst wollen wir, maßgeblicher Klärungen wegen, an der Oberfläche bleiben.

Rein historisch ist die Frage, ob Hahnemann die Naturheilkraft bejaht oder verneint habe, oft erörtert worden: fast immer in dem Sinne, daß er mit seinem Werk auf der Naturheilkraft fuße. Das sagen insbesondere zahlreiche seiner Anhänger — und sie sagen es aus vorwiegend psychologischen Gründen. Man wirft bekanntlich der Schulmedizin vom Volk her stets Künstelei vor, Vergewaltigung des Bios durch Mittel aus Retorten und Fabriken. Allopathie drückt mit ihren Arzneimaßnahmen gegen die Symptome, sie wird deshalb auch — mit einem gutgewählten Wort — als »gegensinnige« Medizin bezeichnet. Indem man umgekehrt das homöopathische Vorgehen »mitsinnig« nennt, stellt sich im Nu eine Theorie ein: Der Organismus will sich durch seine Symptome der Krankheit entledigen, er will sich reinigen, wenn er Schweiße oder Durchfälle produziert, er will Schädigungen im Feuer des Fiebers ausglühen, wenn er seine Temperatur erhöht usw. Der Homöopath unterstütze ihn dabei, indem er diese natürlichen Regungen durch Arzneigaben feingezielt »mitsinnig« beeinflußt, womit er dann ein anschmiegsam tätiger Bahner und Förderer der Naturheilprozesse wäre.

Da überdies die homöopathische Arznei so gering dosiert zu sein pflegt, daß sie »nicht mehr schaden kann« — im Gegensatz zu den allopathischen Maßnahmen mit ihren toxischen Neben- und Nachwirkungen —, stimmen Anhänger der Naturheilkunde weitgehend einer solchen (in Gänsefüßchen!) »homöopathischen« Gesinnung zu, Anhänger der Homöopathie wiederum bemühen sich, mit der

Naturheilkunde eine Einheitsfront gegen die Schulmedizin zu bilden.

Wie töricht! Es sollte zu denken geben, daß Hahnemann am massivsten gerade diejenigen Heilmaßnahmen bekämpfte, die heute das bevorzugte Rüstzeug der »biologischen Medizin« darstellen, also etwa Blutegel, Aderlässe, Ableitungsmethoden auf die Haut, den Darm, die Niere usw. Lesen wir Werke der führenden Männer der neuzeitlichen biologischen Heilkunde, z. B. die des genialen Bernhard Aschner, so finden wir darin in schöner Vollständigkeit all das an Kurmethoden gepriesen, was für Hahnemann und seine echten Schüler der Gipfel des Greuels war.

Radikalere Richtungen der Naturheilkunde, die auf Blutegel, Aderlässe, Abführ-, Brech- und andere »Ausleitungs«-Maßnahmen verzichten, dafür aber durch strenge »naturgesetzliche« Regelung der Lebensweise des Kranken das Ziel der Heilung erreichen wollen, gehen von dem Mythos aus, die Natur brauche nur nach ihren Ordnungen zu walten — indem man den Kranken in diese einschaltet —, und die Genesung werde sich (sofern nicht bereits alles verloren ist) ganz von selbst anbahnen und vollenden.

Ohne hier auf das Werden der Anschauungen Hahnemanns eingehen zu wollen, sei festgestellt, daß er in der Zeit seiner Reife und Vollmacht von der Naturheilkraft nichts hielt. Die Meinung, ein kranker Organismus »reinige« sich, indem er üble Stoffe ausscheide — was der Arzt zu unterstützen habe —, lehnte er radikal ab: »Dann müßte jeder Schnupfen, auch der langwierigste, bloß durch sorgfältiges Schneuzen und Säubern der Nase unfehlbar und schnell geheilt werden können«, sagt er im Vorwort des *Organon*. Die Lebenskraft ist ihm etwas »Verstandloses«, da sie die chronischen Schädigungen aufnimmt und selbst weder mindern noch aus dem Organismus entfernen kann. Er führt Beispiel über Beispiel dafür an, daß die Anstrengungen der Naturheilkraft im erkrankten Menschen »jammervoll« und »höchst unvollkommen« seien.

Damit gibt er dem Therapeuten einen recht zentralen Platz im Kosmos. Sagt man heute gern, der Arzt sei dazu da, sich überflüssig zu machen — eine wahrhaft kindische Mißkennung seines Ranges als »Amt« —, so weiß Hahnemann, wie auch Paracelsus es wußte: Menschheit ohne den Therapeuten verdirbt. Es ist hier der Ort, den programmatischen Buchtitel von Emil Schlegel dem Leser für systematische Meditation zu empfehlen: *Heilkunst als Weltmitte!* Jedoch auch bei weniger tiefer, weniger dem Wesen des gottgewollten »Amtes« aufgetaner Betrachtung kommen bedeutende Ärzte immer wieder zum gleichen Resultat wie Hahnemann. Lapidar sagt August Bier in seinem Alterswerk *Das Leben* (München 1951): »Einen Arzt, der lediglich die Natur walten läßt, sollte man ebenso nach Hause schicken wie einen Gärtner, der nicht pflanzen kann.« Dergleichen — nahezu banale — Einsichten mußten vorausgeschickt werden, um bei der Besprechung homöopathischer Prinzipien im Bereich der sogenannten Naturheilkunde die optische Täuschung zu vermeiden, daß es sich in den untenstehenden Beispielfällen *wirklich* um Naturheilkunde (im Sinne ihres Selbstverständnisses) handle.

Zwei Beispiele sollen uns genügen. Da ist zunächst das Verfahren des Bauern Vinzenz Prießnitz, eines hervorragenden, intuitiv und empiristisch gleichermaßen begabten Therapeuten aus dem Volke. Er gilt als die Symbolgestalt geradezu dessen, was man Naturheilkunde nennt. Aber er war ein homöopathischer Kunstheiler.

Gustav Jaeger, der eigenwillige schwäbische Hygieniker, Biologe und Psychologe — der nicht nur einer der schärfsten homöopathischen Denker, sondern auch der Initiator ganzer homöopathischer Apostelgruppen war —, wies das in seiner Schrift *Tot oder lebendig* (Stuttgart 1906) nach. In wenigen Worten: Bei akuten Fieberkrankheiten — bei denen, wie heute jede Mutter weiß, der Prießnitzsche Umschlag in seinen diversen Anwendungsformen hilfreich ist —, erlebt der Kranke drei Stadien. Zuerst das Stadium des Fröstelns. So beginnt es. Dann folgt das Stadium der Hitze, das Fieber ist nun manifest da. Hernach kommt der Schweiß. Genau nach diesem typischen Verlauf ist der Prießnitzsche Wickel geschaffen: »Eine Nachahmung des Fiebers ... Der kalte, nasse Leinenlappen erzeugt den Kälteschauder und Blutrücktritt ... Die wollene Auflage erleichtert durch ihre Wärmewirkung auch den Eintritt der zweckmäßigen Reaktion, d. h. des Hitzestadiums. Endlich zieht der nasse

Leinenlappen mit Begierde den Fieberschweiß mit seinen Giften an« (Gustav Jaeger).

Jaeger, der als Professor in jenem schwäbischen Hohenheim wirkte, das der Sitz derer von Hohenheim war und mithin der Mutterboden des Paracelsus, führt — auch zu Kneipp hin — in seinem genannten Büchlein detailliert aus, daß sich das klassische Wasserheilverfahren nach Prießnitz dem Prinzip *similia similibus* durchaus einfügt. Daher ist es heilsam, daher auch konnte von ihm eine große therapeutische Renaissance-Bewegung ausgehen.

Wir spüren, daß es sich dabei allerdings um eine Homöopathie recht primitiver Art handelt. Wer die Geschichte der von Prießnitz ausgehenden Gänsefüßchen-Naturheilkunde studiert[1], der wird bemerken, daß sie vorwiegend an Therapeuten und Patienten eines ebenfalls primitiven Typus geknüpft ist, was ohne Wertung, aber wiederum im *similia similibus*-Sinne gesagt sei.

Das zweite Beispiel aus — vermeintlich — naturheilkundlichem Bereich ist das Heilfasten, wohl der älteste und einer der edelsten therapeutischen Wege. Ich habe es als Mitarbeiter Buchingers sieben Jahre lang an vielen Hunderten studieren können und dabei seine prinzipielle Homöopathizität gründlich kennengelernt. Otto Buchingers Werk *Das Heilfasten und seine Hilfsmethoden*[2], das bereits als klassisch angesprochen werden darf, hat nur einen Fehler, nämlich seinen Untertitel. Das Heilfasten »als biologischer Weg« ist eine *contradictio in adjecto*. Bios ernährt sich, Bios wuchert — gärender Morast, wüstes Wachstum ist sein Reich. Den reinen Bios repräsentiert die Pflanze, die niedere insbesondere. Bei der Blütenpflanze bereits kommt durch deren farbige, duftende Sexualität etwas »Störendes« in den Nichts-als-Bios hinein. Das Tier gar wird beunruhigt von seiner Psyche, der Bios des Tiers ist Vehikel der Psyche. Im Menschen aber hat der Bios eine Rangstufe, von der man nur aussagen kann, daß das Menschliche des Menschen *ober-*

---

[1] Wofür ich, vor allem wegen seiner zahlreichen Porträt-Fotos, insbesondere den aufschlußreichen Band *25 Jahre Arbeit im Dienste der Volksgesundheit; Festschrift zum 25jährigen Bestehen des Deutschen Bundes der Vereine für naturgemäße Lebens- und Heilweise (Naturheilkunde) E. V.* empfehle (Berlin 1914).

[2] 8. Aufl., Stuttgart 1951.

halb seiner vonstatten geht und daß es den Bios zügelt, wandelt und heilsam entgleichgewichtet, um ihn immer wieder neu in menschliche Gleichgewichtslagen zu bringen. Das Neinsagenkönnen zum Bios ist weitgehend ein Bestimmungsmerkmal des Menschen. Kein Tier vermag das.

So vermag denn auch kein Tier zu fasten. Ganz verfehlt ist es, wenn Fastenärzte darauf hinweisen, daß das kranke Tier »aus sicherem Instinkt heraus« faste und daß der Mensch davon lernen solle. Ist ein Tier erkrankt, dann stellt sich bei ihm Appetitlosigkeit ein. Solange es infolge des Krankseins appetitlos bleibt, verweigert es die Nahrungsaufnahme. Verweigerung der Nahrungsaufnahme hat nichts mit Fasten zu tun, sondern ist nur Ausdruck physischen Unbehagens. Sobald nämlich bei dem genesenden Tier der Appetit wiederkehrt, frißt es und muß es fressen. Ein Tier, das — hungrig — angesichts seines Futters nein zu diesem Futter sagt oder das sich weigert, auf Nahrungssuche zu gehen, gibt es nicht; es wäre kein Tier mehr.

Fasten ist ein nur dem Menschen mögliches Verfahren und hat mit dem Abscheu vor Speisen, der sich bei gewissen Erkrankungen einstellt, lediglich das gemein, daß in beiden Fällen keine Nahrung aufgenommen wird. Es gibt kein Volk der Erde, sowohl im Raume als auch in der Zeit, welches nicht das Fasten kennt. Seit je gehört langdauerndes Fasten zu den Initiations-Vorbereitungen, seit je auch zur Therapie. Alle Religionen — mit Ausnahme des Protestantismus nach Luthers Tode[3] — kennen und fordern das Fasten, wenngleich es in der Römischen Kirche weithin so lax durchgeführt wird, daß es praktisch auf eine ansehnliche Ernährung hinausläuft. Unter Fasten verstehe ich selbstverständlich nur die totale Nahrungsenthaltung, die sich, wie mehr als 100 000 ärztlich kontrollierte Fälle beweisen, bei gutem Befinden wochenlang durchführen läßt.

Sehen wir (obwohl das recht eigentlich unstatthaft ist) vom reli-

[3] Luther schätzte es noch als »feine leibliche Zucht«; in der evangelischen Christenheit gab und gibt es einige wenige Verwirklicher und Forderer des religiösen Fastens, so z. B. Wilhelm Winsch, der um die Wiedereinführung des Fastens in die evangelische Kirche jahrzehntelang warb, und den radikalen Theologen Pfarrer Skriver.

giösen und vom im Dienste der Initiation stehenden Fasten ab und betrachten wir nur das in den Dienst der Therapie gestellte, so ist es auch als ein solches von eindeutig metabiologischem Charakter. Dies nicht nur, weil es in einem Nein zu einer der massivsten biologischen Tendenzen besteht: zum Essen, sondern auch, weil jeder für das Fasten geeignete Kranke ins Kraftfeld metabiologischer Prozesse gerät, worüber bei Buchinger Ausführliches nachgelesen werden kann.

Das Homöopathische des Fastens[4] ergibt sich ohne weiteres aus dem, was im Organismus des Fastenden vorgeht. Auch der Fastende »ißt«. Da er sich keine Nahrung zuführt, muß er von den Beständen seines eigenen Organismus zehren. Wie wir wissen[5], greift er dabei sein entbehrlichstes, sein unerwünschtes Material an: er bringt seine (um bewußt ein volkstümliches Wort zu wählen) »verschlackten« Gewebe ins Feuer des Stoffwechsels, er führt »Lumpenverbrennung« durch, wie Buchinger es nennt. Das, was an Krankhaftem in ihm ruhte — und keineswegs nur »ruhte« —, wird während des Fastens sehr allmählich, fein dosiert, dem Organismus als Nahrungsersatz zur Verfügung gestellt von diesem Organismus selber, der seine eigene *materia peccans* («Friß, Vogel, oder stirb!«) verspeist. Sehr grob gesprochen: Das in den Schmutzwinkeln und minderwertigen Geweben abgelagerte Selbstgift-Material führt dadurch, daß der Fastende es verstoffwechselt, zu einer Auseinandersetzung seines Organismus mit dessen pathologisch körpereigenem Simile. Was krankmachende Schlacke war — Schlacke ist etwas Totes —, das verlebendigt sich nunmehr, indem es auferweckt wird zur Not-Nahrung. Was weitgehend (es sei diese ungewöhnliche Formulierung gestattet) ausverleibt im Leibe war, das wird sukzessiv wieder einverleibt: dadurch kommt es nicht als »das Gleiche« (welches die Erkrankung hervorrief) zur therapeutischen Auswirkung, sondern, potenziert durch die superfeinen Verdauungsvorgänge des Fastenstoffwechsels, als das »Ähnliche«. Immerhin ist

---

[4] Buchinger, als der mit Abstand erfahrenste Fasten-Therapeut überhaupt, wurde bezeichnenderweise zuerst Homöopath, dann erst Fasten-Arzt.

[5] Durch die exakten Forschungsergebnisse der Fasten-Physiologie und -Pathologie, die an die Namen Grote, Zabel und Heun vor allem geknüpft sind.

solche Selbst-Medikation nie so weise dosiert wie die arzneilich-homöopathische, weshalb — wie zu Hahnemanns homöopathischen Anfangszeiten, als er noch mit relativ massiven Arzneigaben arbeitete — beim Fasten stets Krisen auftreten, Erstverschlimmerungen, die als erwünscht gelten und die nur dann, wenn sie gar zu quälend sind, eine zusätzliche Therapie erfordern. Wen wird es verwundern, wenn er hört, daß Buchinger in solchen Fällen mit hochpotenzierter homöopathischer Arznei zu Werke geht?

Immer wieder beobachten die Fasten-Therapeuten, daß während einer Heilfasten-Kur der Organismus des Kranken geradezu verblüffende Erscheinungsbilder seiner früheren Erkrankungen produziert und alsdann wieder auslöscht[6]. Man kann sich dem Eindruck nicht verschließen, daß alles Unerledigte, alles nicht *ganz* Getilgte aus seinem Einst (das latente Gegenwart geblieben ist) hervorkommt, daß mithin der Kranke an seiner eigenen Krankengeschichte — *similia similibus* — gesund wird, wenn er fastet.

Auf das Vielfältige, was in seelischer und geistiger Hinsicht noch hinzukommt — und was im gleichen Rahmen der Homöopathizität bleibt —, kann ich hier nicht eingehen, da nur Fingerzeige gegeben werden sollen. Aber ein sehr charakteristisches Fasten-Phänomen sei noch betrachtet, zumal es auch außerhalb der Fasten-Therapie die gleiche homöopathische Bedeutung hat. Der fastende Patient ist schlaflos, zumindest schläft er sehr wenig. Erhart Kästner sagte mir während seiner Fastenkur, jetzt erst könne er verstehen, weshalb im Neuen Testament gesagt wird, Jesus habe 40 Tage *und Nächte* gefastet: denn die Nächte werden miterlebt.

Es wäre therapeutisch falsch, würde man dem schlaflosen Faster

---

[6] W. Zabel sagt dazu in seinem Buch: *Das Fasten* (Stuttgart 1950): »Sehr häufig auch beobachten wir, daß das Auftreten derartiger Krisen mit verblüffender Genauigkeit die in der Vorgeschichte feststellbare zeitliche Reihenfolge einhält. Zuerst meldet sich das Leiden, dessen Auftreten zeitlich am nächsten liegt. Die Krankengeschichte wird also sozusagen rückwärts wiederholt, Gott sei Dank nicht in dem Sinne, daß alles sich meldet, wohl aber in dem Sinne, daß das, was sich meldet, sich dieser Zeiteinordnung fügt. Grund genug, über diese Schichtenbildung des Geschehens einmal näher nachzudenken. Dabei hat man immer den Eindruck, daß hier etwas nachgeholt werde, und erfreulicherweise bestätigen die Kranken, daß sich die Beschwerden in den meisten Fällen damit endgültig erledigt haben.«

— auf welchem Wege auch immer — zum Schlaf verhelfen. Da er sich in der Situation der Kur und in einer Kuranstalt befindet, also fern vom Alltag und dessen Anforderungen, bringt ihm solche Schlaflosigkeit nicht nur keine Nachteile, sondern gewaltige Vorteile. Gewiß, sie quält. Aber was quält? Es quält den Kranken, daß an seinem Bett — bildlich gesprochen — in den schlaflosen Nächten ein ihm Ähnlicher sitzt.

Da fühl' ich mich dann schauernd
Wie niemals noch allein,
Und der ich bin, grüßt trauernd
Den, der ich könnte sein,

heißt es bei Hebbel. Der, der ich könnte sein, ist in Wahrheit der, der mir *wirklich* ähnlich ist. Und der wirkt wie Gift auf mich. Es ist nun an mir, dafür zu sorgen, daß er als Arznei auf mich wirke. Die Schlaflosigkeit des Fastenden — und die Schlaflosigkeit überhaupt — ist nur für Uneingeweihte ein Fluch, für Eingeweihte eine Gnade: sie ist eine ganz besonders dramatische homöopathische Situation, der der Kranke gern ausweicht. Der Therapeut — hier schon kommen wir zum homöopathischen Prinzip in der Psychotherapie — wird darauf einzuwirken haben, daß statt des (allopathisch gesinnten) Ausweichens echte Ähnlichkeits-Heilsamkeit errungen werde. Zunächst macht der »Ähnliche« am Bett des Schlaflosen diesen auch da krank, wo er gar nicht wußte, daß er krank *ist.* Weil das geschieht, kann er ihn auch genesen lassen. Hebbels Vers muß abgeändert werden in eine sakrale Prosa, die da verkündet: Dein Schauern, Schlafloser, kommt daher, daß du *nicht* allein bist, sondern mit deinem Simile konfrontiert die Nacht zu verbringen hast. Dieses Simile — der dir im Geist und in der Wahrheit Ähnliche (und du leidest an ihm, weil ihr euch nur *ähnlich,* weil ihr *nicht identisch* seid!) — darf dich nicht mehr trauernd grüßen, du mußt erkennen und erwirken, daß es *similia similibus Verheißungs*grüße sind. Und nun laß es wirken!

Prießnitz und das Heilfasten: Homöopathie! Es wird sich zeigen, daß es nicht anders steht, wenn wir Mesmer betrachten und seine Folgen. Die Psychotherapie unserer Zeit wurzelt in Mesmer, das stellt neuerdings auch J. H. Schultz in seinem historischen Buch

Psychotherapie dar (Stuttgart 1952), nicht ohne die Therapie Mesmers *im Sinne* Mesmers gleichzeitig so zu diffamieren, wie es zahlreiche Homöopathen mit der Therapie Hahnemanns *im Sinne* Hahnemanns tun. Ehe jedoch darauf einzugehen ist, sei vorbereitend einiges Alltägliche betrachtet.

Da ist zunächst der Takt. Wer einen Bedrückten, Verstimmten trifft und ihn — mit ihm bekannt oder vertraut — nach dem Grund seiner Depression fragt, der kann z. B. erfahren, daß sein Gegenüber gerade vom Tode eines ihm lieben Menschen Mitteilung erhalten habe. Allopathisch wäre gedacht und gehandelt, wenn daraufhin der Frager dem Befragten zur Aufheiterung einen Witz erzählt. Das ist aber nicht nur ein klassischer Fall von Taktlosigkeit, sondern es verletzt auch, es tut weh. Die sich bereits aus den Forderungen des Taktes ergebende situationsgerechte Haltung, die der Teilnahme, des Mit-Leidens, des ähnlich Leidens, tut wohl. Sie tut am wohlsten in sanfter Dosis. Solche Homöopathie des Alltags ist jedem vertraut.

Nicht anders steht es mit dem Heilwert des Ähnlichen, den wir uns selbst verschaffen, wenn uns vom Schicksal ausgelöster Schmerz überwältigen will. Nikolaus Lenau macht das in einem seiner Gedichte so klar, daß es keiner weiteren Interpretation bedarf *(Blick in den Strom):*

Sahst du ein Glück vorübergehn,
Das nie sich wiederfindet,
Ist's gut, in einen Strom zu sehn,
Wo alles wogt und schwindet.
O starre nur hinein, hinein,
Du wirst es leichter missen,
Was dir, und sollt's dein Liebstes sein,
Vom Herzen ward gerissen.
Blick unverwandt hinab zum Fluß,
Bis deine Tränen fallen,
Und sieh durch ihren warmen Guß
Die Flut hinunterwallen.
Hinträumend wird Vergessenheit
Des Herzens Wunde schließen;

Die Seele sieht mit ihrem Leid
Sich selbst vorüberfließen.

Was hier geschildert wird, ist eine Praxis seelischer Diätetik, die — unbewußt, halbbewußt oder bewußt — jedem Menschen eingeboren zu sein scheint. Wenn wir daran denken, daß das Wort Diät ursprünglich keineswegs nur die Ordnung der Kostgestaltung betraf, sondern das Insgesamt des um seine Gesundheit ringenden Lebens, soweit es arrangierbar ist (»beherrschbare Umweltfaktoren«, um Kollaths Ausdruck zu gebrauchen), dann wird man auf allen Ebenen des Diätetischen — nicht nur bei der bereits oben geschilderten Nahrungs- und Genußmittelwahl — das homöopathische Prinzip als Leitlinie entdecken.

In seinen *Tag- und Jahresheften* des Jahres 1820 teilt Goethe mit, daß er in Karlsbad freundschaftlich mit zwei Adjutanten des Fürsten von Schwarzenberg zusammengetroffen sei, mit dem Grafen Johann von Paar und mit Anton Prokesch, die ihn beide, »von der Hahnemannschen Lehre durchdrungen«, ausführlich mit dieser bekanntmachten. Goethe notiert, es gehe für ihn aus dem also vermittelten Einblick hervor, »daß, wer auf sich selbst aufmerksam, einer angemessenen Diät nachlebt, bereits jener Methode sich unbewußt annähert«. Damit sieht er, insbesondere wenn wir den Begriff »angemessene Diät« in goetheanischer Weite erfassen, tiefer, als es die Frühzeit der Homöopathie vermochte.

Zur seelischen Diät, die der Mensch sich unbewußt verordnet, gehört auch die Haustierwahl, was sich freilich am deutlichsten dort offenbart, wo das gleichsam psychisch schwammartigste Haustier, der Hund, gewählt wird. Der Hund ist mehr als jedes andere Haustier geeignet, zum Träger des Unbewußten seines Herrn, zum Hersteller des psychischen Simile für diesen zu werden[7]. Zunächst fällt auf, daß Hundefreunde bereits vom Rassischen her ihr Simile wählen. Der extreme Astheniker Friedrich der Große umgab sich mit Windhunden. Schopenhauers Pudel sahen ihm bis zur Lächerlichkeit physiognomisch ähnlich. Bismarck wählte als die ihm wichtigen

[7] Das hat eindrucksvoll die aus G. R. Heyers Münchener Arbeitskreis hervorgegangene Hundepädagogin Baronin Maria von Hornstein erwiesen; Einzelheiten darüber in meinem Buch *Tierseele*, Stuttgart 1952.

Hunde jene deutschen Doggen, die geradezu sein Wappentier hätten sein können. Als ich 1931 den Artisten, Abenteurer und (teils mit Tricks arbeitenden, teils tatsächlich paranomal begabten) »Hellseher« Erik Jan Hanussen kennenlernte — er hieß eigentlich Steinschneider und stammte aus Ottakring —, wurde diese Bekanntschaft eingeleitet durch seinen Hund. Es war in der Uhu-Bar in Berlin, einer eleganten und intimen Gaststätte. Unter dem Tisch bekam ich einen weichen, aber energischen Stoß gegen das Schienbein. Als ich hinunterblickte, sah ich eine mich anfletschende Bulldogge von großartiger Häßlichkeit, ein Tier, dessen monstrose Physiognomie sowohl *»épater le bourgeois«* besagte als auch zugleich eine grinsende, eine gaunerhafte Gutmütigkeit zeigte und überdies calibanisch-monumental wirkte. In das Erschrecken angesichts dieser Kreatur mischte sich ein Von-ihr-Fasziniertwerden und auch eine besondere Art von Herzlichkeit, wie man sie zuweilen erlebt, wenn man unversehens in Tuchfühlung mit genialischen Troglodyten gerät. Indem ich das Tier sah und ansprach, bemerkte ich, wie dessen menschliches Simile — ein Gast im entgegengesetzten Winkel des Lokals, den ich vordem nicht beachtet hatte — zu mir mit dem gleichen Gemisch von Physiognomie und Mimik hinüberblickte oder vielmehr (anders läßt es sich nicht ausdrücken) auf mich einwirkte. Hanussens Bulldogge erwies sich denn auch alsbald, wie ihr Besitzer, als anstoßerregend (sowohl im physikalischen als auch im ästhetischen Sinne), die Aufmerksamkeit herausfordernd, überrumpelnd ordinär, ungemein sensitiv und trotz des Zähnefletschens ausgesprochen gutmütig.

Sehen wir ab von der eklatanten Homöopathizität der Rassenwahl beim Problem Herr und Hund, so gibt es noch eine tiefergelegene Homöopathizität im gleichen Zusammenhange. Maria von Hornstein ergründete diese bei ihrer Tätigkeit als Hundepädagogin. Wenn Hunde bestimmte Unarten haben, die durch ihre Besitzer nicht zu korrigieren sind — etwa tage- und nächtelanges Herumtreiben, Beißereien mit Artgenossen, sexuelle Abwegigkeiten und dergleichen —, so erweist sich, daß diese Unarten gar nicht aus ihnen stammen, sondern daß sie sich damit zu ihrem Besitzer verhalten wie der Traum zum Träumer. Der Hund lebt als Simile das aus, was dem Besitzer »ähnlich sieht« und was er (allopathisch gleichsam) verhüllt oder verdrängt: und damit ist der Hund ihm heilsam. Man denke nur an die hemmungslose Sexualität des Schnauzers, der einer alten Jungfer oder einer vernachlässigten Ehefrau gehört. Maria von Hornstein erlebte immer wieder, daß die Besitzer der Hunde, welche ihr zur Umerziehung gebracht wurden, ihre Lieblinge nach »geheilter« Rückgabe an sie sogleich wieder (un- oder halbbewußt) verdarben, weil sie sie so und nicht anders als »Pharmakon« brauchten: nur daß man hier sagen muß, dem sozialen Alltagsbewußtsein des Besitzers scheint das »Pharmakon« (der Hund mit seinen Unsitten) »Gift« zu sein, dem Unbewußten ebendieses Menschen aber ist es »Simile-Arznei«.

Wie der Traum zum Träumer verhalte sich der Hund zum Herrn, sagte ich. Wenn seit Freud der Traum die *via regia* der Psychotherapie dargestellt: was hat es damit auf sich? Die Antwort kann nur heißen: der Traum ist selbstbereitetes Simile der Psyche. Wäre nicht der Traum dem wahrhaft ähnlich, was im Neurotiker krankmachend waltet, könnte er nie zum Heilweg taugen —, wobei einer der neueren Psychotherapeuten, Poul Bjerre, mit Recht so weit geht, den Titel seines programmatischen Hauptwerks *Das Träumen als Heilungsweg der Seele*[8] zu formulieren.

Was krank macht, was als »Gift« auf den Neurotiker wirkte und infolgedessen wirkt (denn die Psychotherapie unserer Tage ist, mit wenigen Ausnahmen, blickfixiert ins Vergangene, ihre Pathologie laboriert bei Revenants in Katakomben), das heilt ihn, wenn es ihm als Simile verabfolgt wird: als Traum, der ohnehin »der Lage ähnlich« über die Szene geht und der vom Therapeuten durch gemeinsame Deutungsarbeit mit dem Kranken diesem »bewußtseinsfähig« gemacht wird. Es ist mir bekannt, daß ich hiermit nur das gröbste Schema der Psychotherapie skizziere, aber da schon dieses massiv homöopatisch ist, mag dem Leser überlassen bleiben, die Homöopathizität der feineren traumanalytischen und existenzerhellenden Methoden heilender Seelenführung selbst zu ergründen[8a]. Nur einige Einzelheiten noch sollen ihn hier beschäftigen.

---

[8] Zürich 1936.

[8a] Noch viel gröber — und ebenfalls unter Berufung auf die Homöo-

G. R. Heyer berichtet in seinem Sammelband *Menschen* in Not[9] von der Behandlung des schlaflosen, stark verkrampften Direktors X, den sein Betriebsberater an Heyer überwies. Über die wesentlichen Wege, die diese Behandlung einschlug, berichtet Heyer wie folgt: »Ich will nicht zu breit werden. Und nur noch hinzufügen, daß ich, wie ich hoffe, in dem stahlharten Panzer des Mannes eine kleine Lücke zum Eindringen gefunden habe. Er gab mir dazu selbst überraschend Gelegenheit. Wohl um seine Orientiertheit und Gescheitheit auch diesbezüglich zu beweisen, sagte er, wir Psychotherapeuten benutzten ja auch die Träume zur Behandlung. Nun, er träume nur sinnloses Zeug. So habe er in der Nacht vor seinem Besuch hier geträumt: er sähe aus dem vordersten Wagen des D-Zuges, wie der Lokomotivführer seines Zuges die Maschine in Gang bringen wollte, indem er unentwegt Kohlen ins Feuerloch schob, aber es sei zuwenig oder gar kein Wasser im Kessel gewesen. ‚So ein Unsinn', meinte X, ‚da könne doch keine Maschine fahren!' Wir haben daran ein interessantes Gespräch angeschlossen, indem ich, *ohne es direkt auszusprechen*, doppelsinnig von der Eisenbahnlokomotive (wie sie X vor seinen Ingenieuraugen hatte) und von der Maschine als einem Sinnbild für den Organismus sprach. X selbst meinte, die Kohlen seien die ‚Energie', die zum Fahren nötig wäre; und das Wasser, nun, das sei ja auch nötig, damit diese Energie in eine Form verwandelt würde, vermittels derer eine Lokomotive nur angetrieben werden könne. Wir entnahmen also, daß es mit der Energie allein nicht getan ist; gewiß müsse sie möglichst groß sein. Aber um einen

---

pathizität der Situation — stellt es Bry in seinem geistreichen Buch *Verkappte Religionen* dar. Für ihn ist der Neurotiker ein Mensch, welcher im »eingebildet« Unwirklichen lebt. Auch der Psychotherapeut habe, meint Bry, sein jeweiliges System von letztlich imaginären Konstruktionen, möge er nun nach Freud Anleihen bei der »Urhorde« und beim »polymorph perversen« Säugling, nach Adler bei »Organminderwertigkeiten« und um so massiveren Ellenbogen oder nach Jung bei den stammesgeschichtlich zusammengesammelten »Archetypen« machen. Indem das *eine* »Eingebildete«, die Neurose, dem *anderen* auch nur »Eingebildeten« — der jeweils akzeptierten Theorie des Psychotherapeuten — begegne, sei Heilung *similia similibus* möglich. Das klingt zunächst wie ein Scherz, enthält aber für den, der den Mummenschanz der psychotherapeutischen Systeme kennt, einen Kern bitteren Ernstes.

[9] Band II, Abschn. 17 (Stuttgart 1951).

tatsächlichen Effekt zu erzielen, müsse die Energie objektgerecht verwendet werden, sonst nütze sie nicht, ja schade sie noch.«

Damit nun hat Heyer den Zugang zum Problem und auch zur Heilung des Patienten gefunden. Und das deutlich auf dem Wege über das Simile. Die Ähnlichkeitsbeziehung zwischen der krankmachenden Lebenslage des Direktors X und der Situation des Lokomotivführers im Traum ist evident. Nicht auf dem direkten Wege kommt hier der Therapeut zum Ziel, etwa indem er allopathisch dem Patienten auf den Kopf zusagt, was zu tun sei —, nein, »ohne es direkt auszusprechen« wählt Heyer, nachdem das Simile gefunden ist, den milden und mitsinnigen Weg der homöopathischen Heilweise. Das reicht bis in die Dosierungsfrage hinein: »Darüber haben wir also ausführlich gesprochen, wobei ich es einem tieferen Sinn in meinem Gegenüber überließ, die Folgerungen zu ziehen, die der Vergleich zwischen den Gesetzen der Lokomotive und den Gesetzen des menschlichen Organismus ergab; d. h. in unserem Falle, ob die berühmten Forderungen, die X an sich selber stellt, ‚objektgerecht' sind und ob sein Grundsatz, von allen anderen das gleiche wie von sich zu fordern, mit der objektiven Realität dieser anderen genügend rechnet. Uns ist ja klar, daß hier ein Grundfehler seiner Einstellung und seiner Verhaltensweise liegt. Es ihm direkt nüchtern und rational zu sagen, wäre zwecklos gewesen, hätte ihn vielmehr in die Opposition getrieben. ‚Im Bilde' angedeutet [*im Simile! H. F.*] wirkt sich eine Wahrheit meist, wenn auch langsam, so doch viel intensiver aus. Die ‚Holzhammermethode' ist oftmals viel unwirksamer als die leise Andeutung, die die richtige Stelle trifft. . .«

Die Analogie zur arzneilichen Homöopathie leuchtet ein: auch bei ihr ist »die leise Andeutung (die mittlere oder hohe Potenz), die (individualspezifisch) die richtige Stelle trifft«, entscheidend.

Wer homöopathischer Therapeut werden will, soll Arzneimittelprüfungen am eigenen Leibe (unter Leitung eines erfahrenen Homöopathen) durchführen, wer Psychotherapeut werden will, soll sich einer Lehranalyse unterziehen. Führt die Arzneimittelprüfung dazu, daß der Prüfende »krank« wird, d. h. sich selbst in erweiterter Form — in der durch das geprüfte Mittel »krankhaft« erweiterten Form — und zugleich dieses Mittel kennenlernt, so führt auch die Lehranalyse dazu, daß am und im Analysanden »bisher unerkannte und ungemeisterte Schattenseiten des Individuums in das Licht des Bewußtseins treten und nun der Verarbeitung zugänglich werden«. Heyer, der das wie alle anderen Psychotherapeuten konstatiert[10], fügt hinzu: »Oft leuchtet die *lux* erst in den *tenebris* auf.« Wir übersetzen: Die Lehranalyse macht den Analysanden, der sich nur fragmentarisch kennt und damit keine Ahnung vom wirklichen Ähnlichsein seiner selbst mit sich selbst hat, krank, indem sie ihm diese jetzt erst wahrnehmbar werdende Ähnlichkeit »eingibt«. Das führt *»in tenebris«*, in Finsternisse, in Unheil-Begegnungen — aber *deshalb* auch zur *»lux«*, zum Aufleuchten des Heils in solcher Fülle, daß aus ihr heraus andere Menschen geheilt werden können.

Auf die Homöopathizität »kleinerer« Methoden der Psychotherapie — wie etwa des »Abreagierenlassens« — einzugehen, dürfte sich fast erübrigen. Ein psychokathartisch vorgehender Therapeut geht in Wahrheit homöopathisch vor, wenn er seine Kranken in der Hypnose oder in der Tiefenentspannung das, was sie krank machte, dadurch »abreagieren« läßt, daß er in ihnen das Simile jener Situationen feindosiert mobil macht, bis der Organismus der Patientenseele sich damit heilsam auseinandersetzt und *similia similibus* gesund wird.

Verwandt sind Wege, wie sie Jung, Heyer und andere gehen, indem sie den Seelenkranken malen oder zeichnen lassen, wobei stets das herauskommt, was seiner inneren (krankhaften) Lage ähnlich ist und wobei dieses gezeichnete Ähnliche — oft in Form der berühmten Mandalas — zugleich geheime Heilpotenzen hat, an deren meditativer Ein-Seelung der Patient gesundet. Wie schon das Wort Mandala zeigt, ist hierbei eine östliche Kursrichtung eingeschlagen worden —: und noch weiter östlich, bis ins Schamanische, dringt der Psychotherapeut Walter Frederking vor. Er heilt das entgleiste Seelenleben durch die Mikro-Psychosen, die reversiblen arteficiellen »schizophrenen Schübe« kurzer Dauer, welche sich ergeben, wenn

---

[10] In seiner Arbeit *Zur Frage der Lehranlalyse, in: Ärztliche Praxis* 1951/32.

man dem Kranken ein magisches Gift, das dem Peyotl-Kaktus entstammende Meskalin, injiziert. Notabene haben homöopathische Ärzte wie Friedrich Gisevius u. a. das hochpotenzierte Meskalin — nicht als Chemikal, sondern von der Peyotl-Tinktur ausgehend — erfolgreich bei dem Mittelbild entsprechenden Angst-, Verwirrungs- und Halluzinationszuständen angewandt. Frederking geht es aber, da er Psycho- und nicht Pharmako-Therapeut ist, bei seiner Meskalinverwendung nicht um einen unmittelbar arzneilichen Effekt, sondern um die gleichsam paranoische Enthemmung des Seelenlebens seiner Patienten. Diese werden im Anschluß an die Meskalin-Injektion (sicherer und stärker als mittels anderer Methoden) fähig zu dem, was er »das Bildern« nennt[11]. Es tauchen optische Phänomene auf, provozierte psychogene Similia halluzinatorischen Charakters, die Wandlung und Heilung des Kranken herbeiführen. Frederking schließt seine genannte Publikation, in der er den Heilwert ebenjener durch Bildern zustandegekommenen Bilder schildert, mit dem von Goethe formulierten und für kaum etwas so wie für die Hahnemannsche Homöopathie passenden Satz: »Man suche nur nichts hinter den Phänomenen, sie selbst sind die Lehre.« Das Schamanische in Frederkings Methode ist nicht nur darin gegeben, daß er auf magische Weise Räusche erzeugt und auswertet — wie ein Medizinmann im sibiriakischen Sinne —, sondern auch darin, daß er das Guru-Prinzip mit Nachdruck betont. Ist er im Zimmer anwesend, so kann der Patient fruchtbarer (und wohl auch furchtbarer) »bildern«. Der Zauberer wird zum Katalysator heilenden Ähnlichkeitszaubers. Und das führt nunmehr zu Mesmer hin. Wir wissen, daß sich von Mesmer her — über die psychologisch Orientierten seiner Nachfolger — die Suggestion und vor allem die Hypnose ins Weltbild und Arsenal der Medizin eingliederte. Wir wissen auch, daß die Psychotherapie unserer Zeit der Hypnose entstammt. Breuer und Freud kamen durch hypnotherapeutische Einsichten zur psychokathartischen Methode, aus der Freud dann

[11] Vgl. Walter Frederking: *Über die Tiefenentspannung und das Bildern* in *Psyche* 1948, Heft 2, wo die gesamte, recht komplizierte Phänomenik und Problematik besagter Methode, auf deren Details hier nicht eingegangen werden kann, gründlich dargestellt wird.

die Psychoanalyse und diese — oft unter affektgeladener Ableugnung solcher Genese — Adler, Jung und sämtliche anderen Schulen und Schüler entwickelte.
Mesmer selbst freilich war kein Psychotherapeut. Er war Fluidal-Therapeut. Das, was vom Heiler ausströmt (als Emanation, als Fluidum), ist wichtig, nicht aber das, was er »nur psychologisch«[12] auf den Kranken überträgt.
Ob es eine »Ausstrahlung«, wie Mesmer sie nicht nur dachte, sondern vor allem praktizierte, tatsächlich gibt: darüber sollte man nicht mehr diskutieren. Selbst die Hypnose, von der jeder Medicus lernt und infolgedessen weiß, daß sie auf psychologisch-persuasivem und suggestivem Wege herbeigeführt werde, funktioniert auch prompt auf fluidalem Wege, wenn der rechte Mann kommt und solches meistert. So arbeitet z. B. der Budapester Nervenarzt Völgyesi, eine durch Maske und Mantel Pawlowscher Theorien-Bekenntnisse nur ungenügend verhüllte Rasputin- und Svengali-Natur, weitgehend bei der Hypnose von Mensch und Tier mittels bloßer Blick-Fixation. Die Strahlung des menschlichen Auges konnte neuerdings Manfred Curry messen; er starb darüber. Nicht einmal die Hypnose ist also im Schubfach Psychologie unterzubringen, ohne daß Wesentliches überhängt, vom Mesmerismus als solchem — vom Mesmerismus Mesmers — ganz zu schweigen. Daß dieser beiläufig die Psychotherapie aus sich entließ, hat ihn nicht ärmer gemacht.
Hahnemann bezeichnete den »animalischen Magnetismus« Mesmers als »ein wundersames, unschätzbares, dem Menschen verliehenes Geschenk Gottes« (§ 288 des *Organon,* 6. Aufl.). »Der Mesmerismus — der geradezu als die praktische Metaphysik auftritt — ist, vom philosophischen Standpunkt aus betrachtet, die inhaltsschwerste aller jemals gemachten Entdeckungen«, heißt es im Schopenhauers *Parerga und Paralipomena* mit einem Superlativ, der

[12] »Nur psychologisch« sage ich, weil diese Formulierung in Psychotherapeutenkreisen — speziell denen der Schule G. G. Jungs — ein Ärgernis darstellt, welches für ein unerwartetes Erwachen tauglich sein könnte; denn ohne Frage spielt ungewollter und ungewußter Mesmerismus fluidaler Art in der Psychotherapie eine weit größere Rolle, als gemeinhin erkennbar ist.

immerhin in der Eismaschine des durch Kant bearbeiteten Hirns gehärtet worden ist. Wieso soll der Mesmerismus so extrem inhaltsschwer sein? Schopenhauer muß geahnt haben, daß er ein Letztes verbirgt und offenbart, nämlich die Formel: Der Mensch ist krank, der Mensch ist deshalb — *similia similibus* — das Heilmittel des Menschen, der Mensch kann nur zum Heil gelangen, wenn ihm Ähnliches ihn erlöst. Jedoch diese theosophischen Konsequenzen, die die der Homöopathie überhaupt sind, werden uns erst weiter unten beschäftigen.

Zwischen Homöopathie und Mesmerismus hat es von Anfang an ein Bündnis gegeben, weil beide wesens-identisch sind. Keiner anderen Heilmethode außer der Homöopathie hat Hahnemann so herzliche Anerkennungsworte gewidmet wie der Mesmers. Daß Arthur Lutze die Wirkung homöopathischer Potenzen unter Heranziehung des Magnetismus erklärte, wurde bereits mitgeteilt. Die vielen Bestätigungen und Ergänzungen des Mesmerismus, die ihm zuteil wurden bis heute — ich nenne nur Reichenbachs Entdeckung des Od, Felix Buttersacks Lehre vom »Diapsychicum«[13] und die Nachweise menschlicher Ausstrahlungen durch Gurwitsch, Sauerbruch und Curry —, haben stets besondere Anteilnahme im homöopathischen Lager gefunden. So ist es bezeichnend, daß z. B. ein hochverdienter homöopathischer Lehrbuch-Autor wie Adolph von Gerhardt sein *Handbuch der Homöopathie*, das von 1869 bis heute zahlreiche Auflagen erreichte, mit einem Kapitel »Erklärung der Wirkungsweise homöopathischer Arzneigaben vom odischen Standpunkte« einleitete. Das durch den Freiherrn von Reichenbach, den Entdecker des Paraffins, systematisch erforschte Od wurde — im Zeitalter des psychologistischen Versandens der Heilkunst Mesmers — zum stärksten Wiederbelebungsmotiv des eigentlichen, des fluidalistischen Mesmerismus[14].

Wenn bedeutende homöopathische Therapeuten — so Arthur Lutze, so Friedrich Gisevius — ihre Kranken gegebenenfalls ma-

[13] Die in seinem Buch *Körperloses Leben; Diapsychikum* (Leipzig 1936) niedergelegt ist.

[14] Vgl. *Odlehre (Odik)* von Dr. Fritz Quade, einem Forscher, der wie Reichenbach Chemiker und nüchterner Experimentator war, als solcher aber mitten ins Okkulte gelangte (Pfullingen 1924).

gnetisierten, blieb das ganz im Rahmen der Homöopathie. Umgekehrt schreibt der bekannteste Magnetiseur unserer Zeit, Rudolf Thetter[15]: »In meiner 30jährigen Praxis habe ich außerordentlich günstige Erfolge des Magnetismus in Verbindung mit Homöopathie verzeichnen können.«

Die Sympathie beider Methoden ist wirklich eine Sym-Pathie, ein In-eins-Gelittensein, ein Heilwirken aus gemeinsamem (Homöo-) Pathos.

Zunächst fällt auf, daß es sich beim Magnetismus nicht etwa darum handelt, daß ein massiver, erzgesunder Lebenskraft-Verströmer dem Kranken einfach etwas von seinem Überschuß abgibt. Das gibt es auch, aber das läuft auf ernährend Banales hinaus.

Die Mesmeristen von Rang waren oder sind — von Mesmer über Johann von Kronstadt bis zu den Zeitgenossen — entweder zarte, spirituelle oder problematische oder gar unheimliche Persönlichkeiten. Sie gaben nicht »Dumm-Gesundes«[16] an den Kranken ab, sondern gleichsam Toxisches. Das *principium individuationis* ist ja als solches »giftig«, »sündig«, also heilsam.

Sodann: Ein seine Kunst beherrschender Magnetiseur spürt sehr schnell, nachdem er seine Hände auf den Kranken wirken läßt, daß auch der Kranke auf ihn wirkt: er bekommt dessen Symptome (in Form subjektiver Wahrnehmungen). Viele Magnetiseure haben sich durch dieses »odische Infektion« genannte Phänomen verleiten lassen, von ihm her »mediale Diagnosen« zu stellen — als ob es auf solche ankäme! In Wahrheit macht der Magnetiseur seinen Organismus, ihn »odisch infizierend«, flüchtig krank: und zwar auf die für seinen Kranken, der ihn »odisch infiziert«, individualspezifische Weise, so daß der Magnetiseur die Symptomengesamtheit seines Patienten übernimmt. Sie wird in ihm »ätherisiert«, wird zur homöopathischen Potenz — und als eine solche gelangt sie, *similia similibus,* durch die weiteren mesmerischen Manipulationen in den Organismus des Behandelten. Eine Hahnemann-Kur im Gewande Mesmers!

---

[15] *Magnetismus — das Urheilmittel* (Wien 1951).

[16] »Dof-Normales«, wie es im Berliner Jargon, dem Sanskrit der Plebejer-Genialität, genannt wird.

Je homöopathischer die Potenz (dosismäßig) zum Kranken gelangt, je mehr sie Hochpotenz ist, desto erstaunlicher sind die Erfolge des Magnetiseurs. Daher sind Erfahrungen wie die von Rudolf Thetter verständlich, der in seinem genannten Werk bekennt, daß sein zu intensiver Helferwille anfangs oft den Behandlungserfolg verhinderte und daß seine Kraft in einem besonders schwierigen Falle erst zu wirken begann, als er — des therapeutischen Mißerfolges wegen — sich der Verzweiflung hingab. Thetter berichtet auch von einem einundneunzigjährigen Berufsfreund, der als Magnetiseur noch täglich bis dreißig Kranke erfolgreich behandelte und ihm eines Tages sagte: »Sie werden doch nicht glauben wollen, daß dies Lebenskräfte, Manneskräfte schlechtweg sind, die da heilen? Da kommt ein baumlanger, junger, kraftstrotzender Bursche in die Behandlung, der mich alten Knacker zweimal in die Tasche stecken könnte, und trotzdem befreie ich ihn von seiner schweren Bronchitis. Wenn der gleiche Therapeut zur Erklärung solcher Situationen auf seine systematisch betriebene »Fortentwicklung der seelisch-geistigen Heilkräfte« verwies, so heißt das, recht verstanden: er hatte sich dahin potenziert, daß er die auf ihn übertragene und von ihm »dynamisiert« dem Kranken als Simile verabfolgte Gesamtsymptomatik desselben ins Geistartige zu wandeln vermochte. Mit den Händen — buchstäblich — werden Hochpotenzen arzneilicher Art (Hahnemanns »geistartige« Pharmaka) und werden auch Hochpotenzen mesmerischer Art geschaffen und gespendet. Beim Magnetiseur ereignet sich das in der tief bedeutsamen Form, daß er »die Sünde des Patienten auf sich nimmt«, sie ihm aber nicht abnimmt, sondern sie ihm als Heilpotenz — nun nicht mehr das Gleiche, vielmehr das Ähnliche — zurückreicht.

Der Mesmerismus als Abart der Homöopathie — er ist etwas älter als diese in der durch Hahnemann geschaffenen und vertretenen Form — hat bekanntlich weit stärker auf das Geistesleben der Menschheit gewirkt als diese. Die ganze Romantik huldigte ihm, nicht nur die Poeten wie Kleist, E. T. A. Hoffmann und Jean Paul, auch die Forscher wie Hufeland, Kieser, Koreff, C. G. Carus und zahlreiche andere. Carus, der an Goethe geschulte Arzt und Denker, schwenkte bei seiner Darstellung des Mesmerismus bereits kräftig ins Psychologisierende ab, ja sein Buch[17] ist geradezu ein Fundamentalwerk dessen, was man in der Terminologie des modernen Okkultismus etwas unglücklich »Animismus« nennt und was im Pan-Psychologismus C. G. Jungs — der die gleichen Vornamen Carl Gustav trägt wie Carus — das Maximum der Hypertrophie erreicht hat. Ungeachtet dessen aber sah Carus, ohne daß es ihm als etwas Homöopathisches zum Bewußtsein kam, die Homöopathizität des Magnetismus deutlich. Er spricht von »Neurogamie«. »Eins der Hauptmomente«, sagt er, sei beim Realisieren magnetischer Kuren »eine gewisse Homogenität in den Naturen, welche aufeinander wirken sollen. Man hat mitunter den Mesmerismus auch als ‚Neurogamie' (Nervenvermählung) bezeichnet, und der Ausdruck ist gar nicht so unrecht...« Zwei »Nervensysteme«, meint Carus — schon gefesselt von den »elektrischen Drähten«, die die Anatomie Nerven nennt und deren Abwertung heute durch Walter Scheidt vor allem stattfindet[18] —, müssen sich in einer »gewissen Übereinstimmung« befinden, sollen mesmerische Wirkungen zustandekommen. Nur wo »wirkliche Homogenität« (er meint: Homöopathizität) vorhanden ist, entwickeln sich magnetische Heilwirkungen, aber das »ist keineswegs so zu verstehen, als ob ein vollkommenes Gleichsein der Naturen hier stattfinden sollte; im Gegenteil ist ein gewisses Kontrastieren, ein gewisser Gegensatz dafür unbedingt notwendig, wenn eine kräftige Einwirkung erfolgen soll«. Wir bemerken hier deutlich, wie ein Meister der Sprache — Carus war Stilist von Rang — mühsam das umkreist und recht unbefriedigend ausdrückt, was mit der Formel *similia similibus* knapp und gültig ausgesagt ist; wir bemerken zugleich, daß selbst Carus auf seine Weise den Heilmagnetismus als eine homöopathische Methode erkennt.

Der erste Biograph Mesmers war Justinus Kerner, welcher 1856 das Buch *F. A. Mesmer aus Schwaben* in Frankfurt veröffentlichte. Kerner — Arzt, Poet, Okkultist in einem — hat mit seinem Buch *Die Seherin von Prevorst* (Stuttgart 1829) einer bestimmten Erweiterung des Mesmerismus das unzerstörbare Denkmal gesetzt. Friederike

[17] *Über Lebensmagnetismus und über die magischen Wirkungen überhaupt,* Neudruck Basel 1925.

[18] Vgl. sein Buch *Du mit Leib und Seele* (Berlin 1950).

Hauffe, »die Seherin«, versuchte der Arzt Kerner, als sie in seine Behandlung kam, homöopathisch-arzneilich zu kurieren, jedoch selbst Hochpotenzen wirkten auf die höchstsensitive Frau nicht heilsam, sondern im Sinne von Arzneiprüfungen mit dramatischen Resultaten. Die mesmerische Behandlung führte dann in ein wahres Labyrinth okkulter Phänomenik, das die 630 Seiten der Reclam-Ausgabe des berühmt-berüchtigten Buches füllt. Hier sei nur abschließend — als äußerste Randzone sowohl des Mesmerismus als auch der Reichweite des therapeutischen Simile jenseits des Arzneiprinzips — ein Phänomen genannt, welches auch sonst zu den Mirakeln des Mesmerismus gehörte in jener Frühzeit der Methode: Die Patienten — oder meist: Patientinnen — verfielen in Somnambulismus, die Pythia und die Sibylle wurden Schutzheilige der magnetischen Therapie: Orakelstimmen ließen sich vernehmen, orphische Urworte, delphische Weisungen.

Was aber ist ein Orakel anderes als ein im Vehikel seiner Dunkelheit verborgenes und aus ihm heraus wirksames Situations-Adaequates? Ein Simile, das den, an den es gerichtet ist, »zurechtbringt«, Gift und Arznei in einem... »Ungelachtes, Ungeschminktes, Ungesalbtes«, wie Heraklit sagt — vom »rasenden Munde der Sibylle« gespendet, aber weithin reichend, weithin.

DER MERLINESKE MENSCH UND DIE HOMÖOPATHIA DIVINA

Humanus hieß der Eingeweihte, um dessen Geheimnis »die Geheimnisse« — Goethes absichtlich fragmentarisch gebliebenes Rosenkreuzer-Gedicht — von jenem Humanus Johann Wolfgang gesponnen worden sind, der sich selbst als das Bild des Menschen gestaltete und als solches mit seinem ganzen Sein und Werk verstanden wissen wollte. Bezeichnete Goethe-Humanus sich gern als »den alten Merlin«, so hat das etwas zu besagen. Merlin, der magische Mensch — und das will heißen: der Mensch im Selbstverständnis seiner Mission —, ist eine Gestalt, bei der es zu verweilen gilt, ehe der Weg ins Zentralmysterium der Heilkunst vollführt werden kann[1]. Als Kind Satans und einer Heiligen kam Merlin zur Welt. Karl Lebrecht Immermann hat das in seiner Mysterien-Dichtung *Merlin* — die Jacob Burckhardt als die wichtigste und unabhängigste Parallele, um nicht zu sagen Ergänzung zum *Faust* bezeichnete — grandios dargestellt. Satan sagt in dieser Dichtung dann später zu Merlin, seinem und der Candida Sohn:

> Mit Gott und Teufel steht es wunderbarlich.
> Ich schaur'te über die Entdeckung wahrlich,
> Und wenn ich unsern Stammbaum offen hinge,
> So schöß herein das Ende aller Dinge.

Diese Entdeckung, die wahrlich Satan selbst schauern läßt und die — um das Hereinschießen des Endes aller Dinge zu vermeiden — verborgen bleibt (im Gegensatz zu anderen Stammbäumen, die zwecks Welträtsel-Lösung veröffentlicht und danach als für solche Zwecke untauglich wieder abgesägt werden), bewege der Leser gründlich in seinem Innern. Denn das therapeutische Paradoxon (Unheil heilt) ist von ihr her als ein Ur-Sprung wahrnehmbar.
Im Zauberer Merlin sehen wir geradezu modellhaft das Heterogene, das den Menschen kennzeichnet und ohne dessen Berücksichtigung wir weder sein Unheil noch sein Heil, weder sein Pathisches noch das ihn rettende Homöopathische verstehen können.

[1] Inwiefern der magische Mensch der Mensch im Selbstverständnis seiner Mission ist, wird Thema meines Buches *Der magische Mensch* sein.

Hans Blüher geht (ohne Merlin und den merlinesken Menschen zu erwähnen) auf das, was ich hier meine, in einer besonders tiefgründigen Exegese des biblischen Schöpfungsberichts ausführlich ein[2]. Er sagt da: Der Autor des Schöpfungsberichts wollte *nicht* sagen, »daß Gott die Welt *allein* und als ein Einziger geschaffen habe, sondern — *daß ihm jemand dabei geholfen hat.* Und weil er *nicht* sagen will, daß die Schöpfung, besonders die des Menschen, *gelungen* sei, denn sonst hätte er es anders ausdrücken müssen, und die Sprache gab ihm die Möglichkeit dazu, bedient er sich der Plural-Verstärkung [wenn er die schaffenden Mächte nennt und sprechen läßt; H. F.]. Was aber das stereotyp wiederholte ‚und er sah, daß es gut war' zu bedeuten hat, dafür trägt der Verfasser des Priesterkodex die Verantwortung. Wir können ihm ja allerhand große Ironie zutrauen, zudem ist ‚gut' und ‚gelungen' nicht dasselbe. Bemerkenswert aber ist, und von der Theologie bisher noch nicht beachtet, daß diese Worte *bei der Schöpfung des Menschen ausgelassen werden.* Vers I 31 bezieht sich auf die *Gesamt*schöpfung, für die das Hebräische einen charakteristischen Ausdruck *(eth-kol)* besitzt, und *von dieser* heißt es: ‚sie war *sehr* gut *(tob-meod)*'. Lord Byron aber scheint hier das Richtige getroffen zu haben, wenn er in seinem ‚Kain' den *Luzifer* sagen läßt:

‚Schuf euer Schöpfer nicht
In wenig Tagen eine neue Welt?
Kann ich drum, *der ihm half* in einer Stunde,
Nicht zeigen, was er schuf in vielen, oder
In wenigen zerstörte?'

Das heißt also: in den ‚*Elohim*' ist unter anderem auch *Satanas* enthalten, und *der* hat ihm ‚geholfen'. Es ist also richtig: ‚Lasset *uns* Menschen schaffen!' — ein echter unwiderleglicher Plural!«
Blüher blickt mit dieser Darlegung zum Urbeginn hin. Überall, wo echte Initiation stattfand, hat man diese Initial-Dramatik nicht nur nicht vergessen, sondern im Einzuweihenden kunstgerecht erweckt oder sie für ihn erfahrbar gemacht. Das gilt auch für Selbsteinweihungen, für die des Dr. Faust etwa. Man denke nur an das »Vor-

[2] Im Kapitel »Die theogonische Tat Jesu von Nazareth« der *Parerga zur Achse der Natur.*

spiel im Himmel«, das Goethe seiner *Faust*-Dichtung vorschaltet. Man denke sogar an den *Doktor Faustus* von Thomas Mann und an dessen großartige Deutung durch Erich Kahler[3]. Kahler sieht Thomas Manns Buch als Endbuch einer Endzeit. Er spricht da von einem Bereich, »in dem Gott und der Teufel ineinanderschillern, voneinander abhängen, in dem das Gute nur eine ,*fleur du mal*' ist und umgekehrt«. (Wie nahe solche Formulierungen dem homöopathischen Mysterium sind, sei abermals angemerkt!) »Der geistige Mensch«, sagt Kahler weiterhin, befinde sich »mitsamt dem Menschtum überhaupt in der teuflischen Lage, in der Lage des Sündenfalls, nein, des Sünden*stiegs*, in der Lage der ironischen Transzendenz. Was ist gut, was ist böse? Was ist gesund, was ist krank? Was ist Unschuld, wenn das Reinste, der Geist schuldig wird? Wo sitzt die Norm? Das alles ist nicht mehr so leicht auszumachen. Die Begriffe, die Werte sind nicht mehr immun, sie sind allesamt miteinander infiziert.« Kahler geht schließlich so weit, am Ende seines Essays von der »Paradoxie der Gnade, daß nur aus äußerster Heillosigkeit das Heil ersprieße«, zu sprechen.

Als Immermann seinen *Merlin* geschrieben hatte, der nach des Dichters Worten »die Tragödie des Widerspruchs werden sollte«, schrieb er am 8. Oktober 1832 an Ludwig Tieck, er habe ursprünglich ein Nachspiel zu dieser Mysteriendichtung schaffen wollen mit dem Inhalt, Merlin habe all die unzähligen Widersprüche, unter denen wir Menschen leiden, auf sich genommen und uns damit vom Fluche des Widerspruchs befreit. Den Fehler, dieses Nachspiel tatsächlich zu schreiben, beging Immermann nicht; er hätte seinem Werk die Größe und Heilsamkeit genommen —: und so konnte denn Emanuel Geibel von Immermann mit Recht sagen:

»Seiner Jugend Fehler habt ihr jenem (o wie spät!) verziehn,
Der den zweiten Faust geschaffen, den gewaltigen Merlin.«

Das schwindelerregend Paradoxe ist somit der Merlin-Dichtung geblieben, ohne daß es interpretiert und damit seiner Heilkraft beraubt wird. Erzeugung von Schwindel und Taumel gehört zu den ältesten Einweihungsriten der Menschheit.

---

[3] Erschienen unter dem Titel *Säkularisierung des Teufels* im Auswahlband *Die Stockholmer Neue Rundschau,* Frankfurt a. M., 1949.

Es ist nicht unwichtig, das hier an dieser Stelle zu bemerken. So deutlich auch unsere Zeit dem in sie geworfenen Menschen die antithetische, paradoxe, stets mit der *coincidentia oppositorum* geheimbündelnde Struktur der Welt vorführt: der moderne Mensch bleibt zumeist dennoch — vielleicht weil er sich von den rationalen Verhärtungsprozessen des 18. und den alle wesentliche Wirklichkeit ausklammernden Wissengschaftelhubereien des späten 19. Jahrhunderts nicht recht erholen konnte —: dem Weg hinab zu den Müttern abhold. Dem Initiations-Ritus, von dem es heißt:

»Kein Weg! Ins Unbetretene,
Nicht zu Betretende; ein Weg ans Unerbetene,
Nicht zu Erbittende« —,

und der sich unter dem Motto des mephistophelischen Imperativs vollzieht: »Versinke denn! Ich könnt' auch sagen: steige!«
Hier ist nicht der Ort, ausführlich auf die Bedeutsamkeit des Paradoxen für die initiatorische Tiefenzündung einzugehen. Da wir aber — unter Berufung auf Goethe und auf Immermann — den Menschen als ein merlineskes Wesen zu begreifen oder wenigstens zu ahnen haben, ehe uns Zugang zum Innersten der Heilkunst aufgetan werden kann, sei kurz auf das Mysterium des Grals hingewiesen. Merlin war, wie die Sage meldet, der Begründer der Artus-Runde; damit steht er am Anfang des Grals-Sagenkreises[4]. Ohne die unzähligen Details und Varianten heranzuziehen, mit deren Ermittlung und isolierter Darbietung die Philologie das Grals-Mysterium blendend zu verdunkeln wußte — und gerade hier sind »Eliminate« (wie Blüher das nennt) sicherer tödlich als anderswo —, sei gesagt, daß der Gral, die Schale voll Erlöserblut, aus dem Stirnstein der Krone Luzifers gestaltet wurde. Alles, was mit dem Grals-Mysterium zusammenhängt, ist ein einziges (freilich mysteriendunkles) Sinngefüge homöopathischer Motive. Nicht nur Amfortas, der Gralskönig, dessen Wunde nur durch den Speer, der sie schlug, geheilt werden kann. Nicht nur Parzival, welcher, um zum

[4] Die Sage ist die Mikro-Mythe der historisch überblickbaren Zeitläufte; damit ist sie gleichsam die homöopathische Potenz, in der uns seit rund drei Jahrtausenden der Mythos unserer insgeheimen, siebenfach versiegelten Gott- und Satans-Ähnlichkeit, weise dosiert, appliziert wird.

Heil zu gelangen, eine Absage an Gott vollbringen mußte. Nicht nur Wagners geniale, echt merlineske, echt vom Gral begnadete Formulierung: »Erlöser!«

Gewiß ist der Gral die Schale des Heils, die den Trank der Erlösung spendet. Er ist aber zugleich für die, die Tiefblick haben, ein Hinweis auf das Kranke, das »Scheubare«, das Tabu-Geladene im christlichen Erlösungsgeschehen. Deshalb hören wir bei Wolfram von Eschenbach — der von Immermann »der gottverworr'ne Mund aus deutschem Samen« genannt wird — über den Gral: »Das sagt sich nicht«; und Immermann selber schreibt einige Jahre nach Vollendung seiner (um das Grals-Motiv kreisenden) Merlin-Dichtung in einem Brief an einen Vertrauten: »Was ist denn der Gral? Ist es der reinste, höchste Gott, ist es der schlichte Erlöser? Oder ist er nicht vielmehr *die Magie* des Christentums, sein gnostisches Element, *also das Getrübte, Abgewichene, Verfärbte* — — «.

Die *terribles simplificateurs* der christlichen Erlösung sind denn auch in der Tat — wenn man es so banal und zugleich so präzis ausdrücken darf — auf das Grals-Christentum ganz besonders böse gewesen. Noch heute liegen die Hänge des Montségur geschwärzt von Scheiterhaufen-Asche im Südlicht, das die Pyrenäen überflutet. Der Albigenser-Kreuzzug war, wenn man den Propaganda-Jargon durchschaut, der seine Entfesselung rechtfertigen sollte und dessen sich heute noch allerlei kirchenhistorisch aus-, d. h. ungebildete Apologeten bedienen, ein einziger, fast erfolgreicher Sturmangriff auf die Grals-Mysterien. Das Schlagwort »Albigenser«, von der Stadt Albi in Südfrankreich hergeleitet, wurde auf ähnliche Weise verfertigt wie die heute üblichen Begriffe der Brutalstaaten: »Staatsfeind«, »Saboteur«, »Agent des Kapitalismus«, »Handlanger Moskaus« usw. Die Romkirche verstand unter den »Albigensern« sowohl die Katharer — also diejenigen esoterischen Christen, von denen sich das Wort »Ketzer« herleitet und denen der Gral das höchste Heiligtum war —, als auch die den Katharern in jeder Hinsicht wesensfremden Waldenser, die eine Art Quäker des 13. Jahrhunderts waren. Um beide Bewegungen »liquidieren« zu können, wurde die Vokabel »Albigenser« geprägt und dem linientreuen Pöbel als etwas physisch Vernichtenswertes eingebläut. So kam es denn zum

Kreuzzug, d. h. zum barbarischen Gemetzel gegen jene Bahner religiöser Eigenwege. Erst Lenau hat die Albigenser in seiner Dichtung gerächt — und aus Albi stammte auch der letzte Sproß des aristokratischen Albigensergeschlechtes der Grafen von Toulouse: der geniale Krüppel Henri de Toulouse-Lautrec, der wie jener Rabbi Jehoshua ben Joseph, den die Majorität der weißen Rasse für den Messias hält, zu den Kranken und nicht zu den vermeintlich Gesunden ging — zu den Sündern und Huren.

Der Albigenser-Kreuzzug war ein massiver allopathischer »Stoß ins System«. Da jedoch jenes »System« aus dem Simile stammt, da es urphänomenal war, ist und bleibt, konnte nur ein Fast-Sieg zustandekommen. Merlin hat dafür gesorgt, daß die Ritter der von ihm gegründeten Tafelrunde nie aufhören, Gralsritter zu sein. Ein solcher war Christian von Troyes, ein solcher Wolfram von Eschenbach, ein solcher Immermann, ein solcher Wagner —: Poeten, die der Gral anrührte und zum Erklingen brachte. Immermann weiß das. Er sagt in seinem *Merlin:*

»Das Weltgeheimnis ist nirgendwo; es ist nicht hier und nicht [dorten;
Es schaukelt sich wie ein unschuldiges Kind in des Sängers [blühenden Worten.«

Das Weltgeheimnis hat die (doppelsinnige) Unfaßlichkeit einer Hochpotenz, es ist ein Nichts, das Allfülle trägt — und wenn es »wie« ein unschuldiges Kind die Poesie Inspirierter durchschaukelt, so wissen wir, was es mit unschuldigen Kindern auf sich hat. Satan und Candida sind ein aufschlußreiches Elternpaar.

Dabei ist zu sagen, daß Satan — wir erinnern uns des im ersten Kapitel über die Schlange Gesagten — nur für frömmelnde Kümmerlinge jenes zottige Zerrbild des Pan sein kann, zu dem ihn Zelotenphantasie umlog. Wie Pan selbst, der Gott der Allnatur, ist Satan ein Verströmer der Herrlichkeiten. *Er ist das Simile Gottes.* Hören wir einen Dialog zwischen Merlin und Satan (aus Immermanns Dichtung):

Satan (erscheint): »Erschrick nicht!«
Merlin: »Den laß erschrecken, der Dich schrecklich sah!
Du kommst — auf Deiner Schulter Nachtigallen —,

Ein Frühlingsgott durch Frühlingshallen.
Du bringst des neuen Segens vollen Strauß;
Und in der Falte, die sich wehmutweich
Um Deine Lippen windet, prangt zugleich
Des satten Herbstes überreicher Schmaus.
Anmut und Hoheit spielen da gesellt.
Ich grüße Dich, Du schöner Fürst der Welt!«

Satan: »So werd' ich stets den Adligen mich zeigen.
Die Mißgestalt ist mir nur eigen
In der Plebejer Phantasie;
Und wer mich macht zu Gottes Eulenspiegel,
Der sott die eigne Kleinigkeit in dem Tiegel —
Mich sah er nie.«

Sagte ich, der Gral habe immer wieder Poeten angerührt und zum Erklingen gebracht, so will das heißen: Künder. Eine Kunde aber ist da, realisiert zu werden, auch — und besonders — wenn es eine durch Paradoxa geadelte Kunde ist[5].

»Der Gral ist ein Geheimnis, eine Schickung», teilt Lohengrin in Immermanns Dichtung mit — und Parzival läßt den Schwanenritter dort die Inschrift am Portal der Montsalvasch-Burg lesen, die da lautet:

»Ich habe mich nach eignem Recht gegründet;
Vergebens sucht ihr mich.
Der Wandrer, welcher meinen Tempel findet,
Den suchte ich.«

War, so müssen wir nun fragen, auch Hahnemann ein solcher Wandrer? Ist auch er vom Gral gesucht worden, hat auch er Anteil am paradoxen Mysterium der Templeisen, der geheimnisvollen Hüter des Gral oder der vom Gral Gehüteten?

Wir werden die Antwort — ein Ja und Amen — uns schrittweise zu erarbeiten haben. Dazu gehört zunächst, daß wir im Hinblick auf die Tatsachen homöopathischer Heilung die anthropologische Frage stellen: »Was ist der Mensch?« Vor dieser Frage steht eines Tages jede Wissenschaft, jede Kunst, jede wie auch immer geartete

[5] »Nur Paradoxa als Geistesgeschosse tragen unabsehbar weit im Raum und in der Zeit« (Graf Hermann Keyserling).

Praxis. Ergibt sich aus der homöopathischen Heilung ebenfalls eine Antwort?

Kann Homöopathie einen — oder gar *den* — Beitrag zur Menschenkunde liefern, der das fragmentarische Menschenbild der Neuzeit ergänzt, d. h. ganz macht?

Betrachten wir, was vor sich geht, wenn Homöopathie im Sinne Hahnemanns getrieben wird!

Der Prüfer einer Arznei, z. B. der Belladonna, nimmt — als Gesunder, dessen gesundes Befinden nunmehr durch krankhafte Erscheinungen verändert wird — allmählich die (in der reinen Arzneimittellehre nachlesbaren) charakteristischen Belladonna-Symptome an seinem Leib und seiner Seele wahr. Nun beruht aber die ganze Homöopathie darauf, daß es zahlreiche Kranke gibt, deren Symptome denen der geprüften Arzneien ähnlich sind, daß also beispielsweise ein Patient mit Belladonna-Symptomen angetroffen werden kann, welcher *nicht* Belladonna als Arznei im Leibe hat. Auch in ihm — das müssen wir erkennen — wirkt Belladonna, jedoch nicht diejenige, die er etwa aus dem Weltbestande des Makrokosmos — von außen her — einverleibt bekommen hätte, sondern diejenige, die er von vornherein latent in sich hatte und die lediglich jetzt, in Form seines Krankseins, aus den Tiefen seines Menschenorganismus freigeworden ist. So nur können wir es verstehen, sonst wäre unerklärlich, daß in der Tat die Symptomengesamtheit der Erkrankungsfälle der Menschheit in ihren (individuell modifizierten) Signaturen den Signaturen der am Gesunden prüfbaren Arzneien entsprechen.

Daß der Makrokosmos im Entsprechungsverhältnis zum Mikrokosmos Mensch steht, ist — wir hörten es bereits — Urgut der Initiations-Erkenntnis: von Hermes Trismegistos über Paracelsus bis zu Swedenborg und bis zur Gegenwart.

Man muß das nur konkret genug nehmen. So konkret, wie die Homöopathie es lehrt. Dann sieht man, daß *alles,* was das All enthält, auch im Menschen latent vorhanden ist: die Belladonna, die Kröte, die spanische Fliege, der Schwefel, das Blei usf. Freilich handelt es sich bei solchem Im-Menschen-Vorhandensein nicht um ein stoffliches (derartiges gibt es auch: Schwefel z. B. ist im Menschen auch stofflich vorhanden als etwas durchaus zu seiner Physiologie Gehöriges), sondern um ein Vorhandensein als Schöpfungs-*Prinzip*, als okkulte »Eingebundenheit«. In der Normalsituation spielen diese »integrierenden Bestandteile« des Menschenorganismus, die dynamische Prinzipien und keine physischen Ballungen sind, eine von uns unbemerkte, durch die Entelechie *Homo sapiens,* ja durch deren jeweilige Darlebung und Darleibung als das Geschöpf Ich gemeisterte Rolle. Kommt es aber dahin, daß sie »eigen-sinnig« werden und mithin gleichsam ins Physische ausbrechen, dann wirken sie wie die ihnen jeweils entsprechende Arzneiprüfung am Gesunden, d. h. sie rufen Symptome hervor, sie machen krank. Erkrankung ist ein Anarchie-Phänomen. (Um es vorwegzunehmen: Auch Heilung ist ein solches; deshalb sagt Novalis mit Recht: »Wahrhafte Anarchie ist das Zeugungselement der Religion.«)

Das Eigen-sinnig-Werden der dynamischen Prinzipien im Menschen, die Wendung ins krankmachend Stoffliche, läßt sich beweisen. Gibt man Kranken, deren Symptomenbild auf Schwefel hinweist, potenzierten Schwefel als Simile-Arznei, so zeigt sich — wie auch August Bier feststellte —, »daß die Patienten während der Heilung ungeheuer zu nennende Mengen Schwefel durch die Haut ausscheiden, bis zu 5,76 Gramm täglich, von der dynamisierten Arznei aus dem Gewebe ausgeschwemmt«. So Sieckmann in seiner Arbeit *Nervale Homöopathologie*[6] im Anschluß an Bier.

Bier hat berechnet, daß eine derartige Schwefel-Ausscheidung infolge passender homöopathischer Schwefel-Medikation der etwa 600fachen Ausscheidung des Gesunden entspricht[7]. Dazu sagt Sieckmann (in der genannten Publikation), der »Schwefelgeist« im Simile »mobilisierte das Nervensystem so, daß es durch spezifische Einwirkung und Steuerung *den im Körper angehäuften, dumm gewordenen Schwefel hinausdrängte* — ein Sieg des Geistes über die Materie«. Er sieht dabei aber nur die Hälfte dessen, was vonstattengeht, nämlich die tatsächliche Hinausdrängung des »dumm«,

[6] *Allgemeinpathologische Schriftenreihe,* herausgegeben von G. Ricker und H. Kalbfleisch, Band 7.

[7] August Bier: *Homöopathie und harmonische Ordnung der Heilkunde,* herausgegeben von Oswald Schlegel; 2. Aufl. Stuttgart 1949.

d. h. des unerlaubt materiell gewordenen, des eigen-sinnig »bockenden« Schwefels aus dem Organismus des Kranken. Dadurch, daß der Schwefel »dumm« wurde, kam es zu den Schwefelsymptomen —: in *solchem* Sinne darf man sagen, Krankheit ist »Arzneiprüfung«. Zugleich aber kam es — und das beachtet niemand — zu einem Ausfall des Schwefels als eines zum Menschen gehörigen dynamischen Prinzips. Dieses dynamische Prinzip hat sich auf anarchische Weise in etwas Materielles metamorphosiert und *fehlt* mithin nun im gesunden Zusammenspiel der Dynamis. Die daraufhin »in Erscheinung tretenden« Symptome — die Erkrankung im Zeichen des Sulfur-Bildes — besagen nicht nur, daß »dumm gewordener Schwefel« den Organismus vergiftet[8], sondern sie melden auch den *Hunger* nach dem an, was dem Kranken *fehlt.* »Was *fehlt* Ihnen?«, fragt der Therapeut seinen Patienten. Würde dieser die Lage durchschauen, so dürfte er nicht mit der Schilderung seiner Symptome antworten — denn die fehlen ihm nicht, die hat er —, sondern indem er sagt: »Da aus dem Zusammenspiel dynamischer Prinzipien, welches meinen Organismus lebendig macht und gesund erhält, eines davon — das Prinzip Schwefel — ins Materielle abgesackt ist, in den organismusfeindlichen Eigenstand, fehlt mir ebendieses dynamische Prinzip.« Der Therapeut, der solche Antwort zwar nie erhält, aber angesichts der Sulfur-Symptomatik des Kranken dennoch sieht, daß dynamisierter Schwefel hier tatsächlich fehlt, verordnet solchen als die passende Arznei. Damit stillt er den Hunger, den höchst spezifischen Sulfur-Hunger — und er stillt ihn nicht durch massive Gaben (denn davon fehlt ja nichts, es ist im Gegenteil viel zu viel vorhanden), sondern durch Arznei-»Geist«, welcher alsdann den »Sieg über die Materie«, über den »dumm ge-

---

[8] Hier darf man ein Axiom der Mathematik zitieren und durch eine Abwandlung, mit der es sich koppeln läßt, ergänzen: »Sind zwei Größen einer dritten gleich, so sind sie untereinander gleich«, sind sie einer dritten ähnlich, so sind sie untereinander ähnlich. Die Symptome der Sulfur-Prüfung (um nur bei diesem Beispiel zu verbleiben) kommen — indem ein Gesunder ihn auf sich wirken läßt — vom Schwefel her; die Sulfur-Symptome des Kranken ähneln ihnen zum Verwechseln, sie dürften also ebenfalls vom Schwefel herkommen —: und in der Tat, bei der homöopathischen Heilung wird Schwefel in die Norm bei weitem übersteigender Menge ausgeschieden.

wordenen« Schwefel erwirkt, indem er ihn ausscheidet. Die Symptome verschwinden dann: die Symptome, welche sowohl Hunger bekunden (nach dem fehlenden dynamischen Prinzip) als auch zugleich »Überfütterung« (mit der Materie, zu der sich dieses Prinzip metamorphosiert hatte). Der Organismus hat das Fehlende wiedererlangt, *»restitutio ad integrum«*, Heilung = Wieder-Ganz-Werdung kann verbucht werden.

Am elegantesten leistet solches die passende Hochpotenz, die C 30. Deshalb war Hahnemann auch zu ihr als zur Optimal-Potenz gelangt. Sieckmann, der von Hahnemann mit einem hier großartig zutreffenden Nietzsche-Wort sagte, er sei »oberflächlich aus Tiefe« gewesen, konnte und wollte seinerseits auf die Tiefe nicht verzichten und ist so auch dem Geheimnis der C 30 auf den Grund gegangen[9].

Die Zahlentheorie, konstatierte er, wimmle ebenso von Geheimnissen wie die homöopathischen Potenzen — und er verbündet sich Pythagoras, um das Rätsel der 30. Potenz transparent für das ihm

[9] *Hippokrates* 1943, Heft 39/40. Bei der Gelegenheit sei vermerkt, daß jede der genialen Veröffentlichungen Sieckmanns einen grauen Schatten warf: die ihnen pünktlich folgenden Entgegnungen Tischners, deren Trivitalität ihresgleichen sucht. Als Sieckmanns Arbeit über die 30. Potenz erschienen war, glaubte Tischner als besonderen Trumpf die Feststellung ausspielen zu können, H. E. Sieckmann sei gar nicht Arzt von Beruf. Wie dachte Hahnemann über solche Fragen? Er stellte auf der Höhe seiner Reife dem Juristen, Botaniker und Gutsbesitzer Freiherrn Clemens Franz Maria von Bönninghausen, der die Homöopathie souverän beherrschte, ein Zeugnis aus, wie kein anderer Mensch es je von ihm erhielt: »Der Herr Regierungsrath Freiherr von Bönninghausen in Münster hat meine homöopathische Heillehre so gründlich studiert und sich so zu Eigen gemacht, daß er als ein vollkommener homöopathischer Heilkünstler ein so vollkommenes Vertrauen verdient, daß, wäre ich selbst krank, ich mich keinem Arzte in der Welt, außer ihm, anvertrauen würde.« Den die Heilkunst beherrschenden Laien nennt Hahnemann also ohne Zögern Arzt, ja er setzt einen solchen Laien an die Spitze seiner Bewertungs-Skala des Ärztlichen. Wenn in unserer Zeit das Aufschließen der Tiefen, das Erobern der Höhen homöopathischer Wirklichkeit an die Namen Hermann Eduard Sieckmann und Hans Blüher geknüpft sind — und wenn meine eigenen Bemühungen dem gleichen Ziel dienen —, so mag es für die heutige Lage der Homöpathie kennzeichnend sein, daß es sich da um drei Nicht-Ärzte handelt. Mit Recht betont auch der Arzt K. v. Petzinger (in der *Allgemeinen Homöopathischen Zeitung* 1953, Heft 1/2), daß die Universität nicht der Ort für das Lehren und Lernen der Homöopathie sei.

eingeschmiegte Seiende zu machen. »Die 30 ist nicht nur nach Hahnemann, sondern auch nach der Zahlentheorie eine besondere Zahl.« Sie ist »die letzte Zahl von der Art, daß alle unter ihr gelegenen zu ihr teilerfremden Zahlen durchweg Primzahlen sind... Über 30 hinaus gibt es nur Zahlen, die auch teilerfremde Zahlen unter sich haben, welche keine Primzahlen sind«. »Die teilerfremden Primzahlen nun, die 30 unter sich hat — die nicht teilerfremden Primzahlen 2, 3 und 5 müssen gesondert betrachtet werden — sind: 7, 11, 13, 17, 19, 23, 29, sie haben keinen Teil an 30, sie weisen nicht auf 30 hin und 30 weist auch nicht auf sie zurück. Wenn man nun diese zahlentheoretische Erkenntnis ohne Zwang auf die Homöopathie Hahnemanns überträgt, der 30 die wichtigste Potenz ist, so sieht der Kundige hier sofort, daß in den Potenzen, die durch die genannten Primzahlen bezeichnet sind, homöopathische Arzneimittel so gut wie nie verabreicht werden. Das macht Mut, weiter nachzusehen. Wenn auch alle zu 30 teilerfremden Zahlen Primzahlen sind, so sind doch nicht alle Primzahlen unter 30 teilerfremd zu 30; sie stecken im Gegensatz zu den anderen Primzahlen in der 30: 2, 3, 5. Diese Zahlen, die Primfaktoren von 30, zu denen noch die 4 als das Quadrat der ersten Primzahl und die 6 als das Produkt der beiden ersten Primzahlen 2 und 3 kommt, haben sich als Potenzen, besonders bei akuten Krankheiten, bewährt; sie werden von den Tiefpotenzlern so gut wie allein angewandt. 30 bedeutet also in der Zahlentheorie und in der Homöopathie einen Abschluß; die Zahlen darüber hinaus stellen zahlentheoretisch und homöopathisch etwas anderes dar. Die 30 führt bestimmte und wesentliche Kräfte und Werte der vorhergehenden Zahlen und Stufen weiter und bildet sich aus ihnen — es wären dies 2, 3, 5 und die Vielfachen davon —, indes die unbrauchbaren, die teilerfremden, die nicht in Betracht kommen, die Primzahlen 7, 11, 13, 17, 19, 23, 29 am Wege liegen bleiben; sie werden nicht als Faktoren benutzt und sind gleichsam nur homöopathische Hilfspotenzen...« Sieckmann führt, von solchen Betrachtungen ausgehend, den Nachweis, daß Hahnemann auch da, wo er reiner Phänomenologe war, das Urwissen realisierte. Wenn ich es abermals mit Goethes Wort ausdrücken darf: indem er nichts hinter den Phänomenen suchte — wohl aber diese! —, ergab sich, daß sie »die Lehre« sind, »die geheime Erleuchtung«.

Mit der C 30 — welche, wie wir sahen, ebenfalls tiefer ist, als der Tag gedacht — läßt sich, vorausgesetzt daß der rechte Meister mit ihr richtig zu zielen weiß, das »Fehlende«, wodurch der Mensch krank wird, am elegantesten er-gänzen: sie ist die optimale Heilpotenz. Aber auch wenn tiefere Potenzen gewählt werden, kommt Heilung zustande, wenngleich oft auf dem Wege über Krisen und mit weniger verblüffendem Zentral-Effekt. Die Hauptsache bleibt, daß es *Potenzen* sind und nicht nur Stoffe.

Denn — um zu unserem Schwefel-Beispiel zurückzukehren — das, was ich dynamisches Prinzip (hier: Sulfur-Prinzip) im Organismus nannte und was sogleich krankmachend »fehlt«, wenn es »fällt« (nämlich ins Materielle, fast in dem Sinne, in dem der Chemiker von einer »Fällung« spricht), das gehört, solange es noch in der mikrokosmischen Integrität des Menschen seine »Ortung« hat, als Potenz zur Potenzenfülle Gesundheit. Nur indem es als Potenz dem Kranken einverleibt wird, kann es in dessen Organismus aufrücken bis dorthin, wo es »fehlt«. Spricht die Schulmedizin heute von Fehlfunktionen — womit sie Verfehlfunktionen meint —, so führt sie ein Wort im Munde, das, weil es verfehlt geprägt wurde, die Wahrheit besagt.

Der kranke Organismus empfängt sein Simile (Sulfur, um bei unserem Beispiel zu bleiben) — und da er es als potenzierte Arznei empfängt, ist er in der Lage, diese weiter- und weiter emporzupotenzieren bis zum Höchstgrad der Heilsamkeit, wenn die Potenz, die der Therapeut reichte, tiefer als die Optimalpotenz war. Nur so ist es erklärlich, daß homöopathische Mittel, deren Ausgangsmaterial in unseren Körpersäften kreist und in unseren Zellen enthalten ist — also etwa Kochsalz —, auch dann heilwirksam sind, wenn sie (die strenge Homöopathizität der Anwendung vorausgesetzt) als so tiefe Potenzen verabfolgt werden wie es dem Verdünnungsgrad ihres physiologischen Vorkommens im Organismus entspricht. Wären sie lediglich verdünnt, lediglich Lösungen, so müßten sie arzneilich indifferent bleiben. Sind sie aber potenziert — verrieben, verschüttelt, in therapeutischer Absicht kunstgerecht bearbeitet —, dann vermögen sie heilwirksam zu sein. Im Körper des Kranken setzt sich potenzskala-erhöhend fort, was außerhalb seiner vom Therapeuten mit der Arznei begonnen worden ist. Wer den Unterschied zwischen bloßer Verdünnung und echter Potenzierung nie erfahren hat — oder wer ihn nicht begreift —, dem muß das Wirken des homöopathischen Pharmakons verschlossen bleiben. Dazu ein Wort K. v. Petzingers (aus der oben zitierten Arbeit): »Nicht auf Dosenverringerung, sondern auf die Potenzierung kommt es an; und daß das nicht dasselbe ist, brauche ich hier wohl noch nicht zu betonen. Ich sage absichtlich ,*noch* nicht', denn wenn mit Lehrmeinungen, wie sie Schoeler vertritt[10], junge Homöopathen herangezogen werden, dann wird es allerdings eines Tages nötig werden, auch solche Grundbegriffe zu erläutern.« —

Wenn wir — in Konsequenz dessen, was die Homöopathie offenbart und was hier aufgezeigt wurde — Erkrankungen als Anarchie-Phänomene bestimmter, dem Mikrokosmos Mensch einverwobener Wirklichkeiten, *die wir außerdem auch noch als faßbare Konkreta draußen im Makrokosmos antreffen,* zu begreifen und zu behandeln haben, so dürfen uns dabei keine stammesgeschichtlichen Doktrinen das Bild verfälschen. Sowenig der im Organismus unbotmäßig werdende Schwefel unseres Beispiels, der Erkrankungen von Sulfur-Symptomatik hervorruft, etwa auf ein chemisches Freiwerden von Schwefel aus dem Eiweiß der Körperzellen zurückzuführen ist, sowenig darf auch die im Organismus unbotmäßig werdende Belladonna, Nux vomica, spanische Fliege oder was auch immer im Sinne eines Entwicklungsrückschlags verstanden werden, wobei etwas mobil würde, was aus Zeiten stammt, als der Mensch »noch Pflanze oder Tier war«. Das war er nie.

Sagte ich in früheren Veröffentlichungen: »Der Vorfahr des Menschen ist der Mensch[11]«, so möchte ich das im hier zu erörternden Zusammenhange zu der in hermetisch-theosophischer Sicht dasselbe bedeutenden Aussage erweitern: Der Vorfahr des Menschen

---

[10] Einer der zahlreichen Wortführer beim Bestreben, die Homöopathie in die Klinik zu bringen und damit auf den Sektionstisch (H. F.).

[11] Eine Formulierung, die seitdem oft zustimmend von Anthropologen und Philosophen zitiert wurde.

ist der Makrokosmos. Im Urbeginn schufen die Elohim Himmel und Erde, danach erst — als All im kleinen — den Menschen. Wie Gott über ein Universum ohne Vacuum und Wirklichkeitsausfall gebietet[12], so muß der Mensch zeitlebens die Fülle dessen, was zu seiner Integrität gehört, immer neu bändigen und ordnen, denn ständig wollen Potenzen dieser Fülle (das Wort Potenzen sei bewußt doppelsinnig gewählt) in Eigen-Macht, in Macht-Anmaßung ausbrechen. »Mächtig werden« heißt: statt in der »geistartigen« Dynamis zu verbleiben, massiv auftrumpfen. Alle solche Verselbständigungen — die geschehen müssen, auf daß der Mikrokosmos Mensch nicht erstarre und damit er wieder die anarchischen Dränge seiner Bildekräfte überwache und überwachse — machen ihn krank. Krankheit ist notwendig, ist *grundsätzlich »morbus sacer«*.

Beweist die Homöopathie mit ihrem paradoxen Reimpaar Arzneimittelprüfung und Simile-Heilung, daß der Mensch in der Tat der das All *potentialiter* enthaltende Mikrokosmos ist — ein All, in welchem sich »Fall« um »Fall« ereignet, indem aus seiner Potenzenfülle mannigfacher Eigen-Sinn ausbricht ins Materielle und damit Erkrankungen gebiert —, so kann sie als Therapie nur dann universell leistungsfähig sein, wenn sie ihre reine Arzneimittellehre erweitert, bis all und jedes darin vorkommt. All und jedes ist, da es im Makrokosmos vorkommt, auch zum Bestande des Menschen gehörig, all und jedes kann damit aus diesem Bestande ausbrechen und Erkrankung bewirken, all und jedes ist mithin Pharmakon, ist Gift, ist Arznei. Das Weltall besteht aus Unheil. Das Weltall besteht aus heilender Arznei.

Wo immer das Heilproblem so tief erfaßt wird, daß sich daraus religiöse Perspektiven ergeben, ist eine Wesens-Kommunion des Deutenden mit dem Mysterium Homöopathie unvermeidlich. Das gilt auch dort, wo man es am wenigsten erwarten mag. So haben z. B. zwei Psychiater, W. Leibbrand[13] und H. Citron[14], unabhängig voneinander echte homöopathische Bekenntnisse im Sinne des hier Dargelegten der medizinischen Welt zugänglich gemacht und ein-

---

[12] »Es gibt nichts, was es nicht gibt«, sagte einmal ein Freund zu mir bei einem Gespräch über okkulte Phänomene. In der Tat — mit *einer* Ausnahme: Es gibt kein Nichts.

gefügt — wobei kurioserweise der Erstgenannte als römischer Katholik und der Zweitgenannte als evangelischer Christ spricht, beide aber von der eigentlichen Homöopathie Hahnemanns nichts wissen wollen. Deren Mysterium genügt ihnen, ihre Mythen sind ihnen wichtig, ihre Riten aber zelebrieren sie nicht.
Auch Leibbrand kommt — wörtlich — zu dem Ergebnis: »Der Mensch ist krank.« »Er lebt im Grunde genommen aus dem Zentrum seiner Schwäche, seiner *,infirmitas'«*, heißt es weiterhin — und: »Deine Gesundheit ist also eine entgiftete Krankheit.« Dazu ist zu sagen: Die *»infirmitis«*, das Unfeste, Wankelwillige ist damit gegeben, daß Teilprinzipien des Mikrokosmos Mensch die dauernde Tendenz haben, auszufallen (»Ausfällung«). Wo immer in uns ein solcher »Fall in die Materie« stattfindet — ein Simile nicht des »Sündenfalls« allein, sondern der Schöpfung überhaupt —, da erleidet der Bestand der Dynamis den entsprechenden Ausfall, den Mangel, den Hunger. Die auf solche Weise zustande gekommene Materie aber wirkt da, wo sie nicht hingehört — man denkt unwillkürlich an die scherzhafte Definition »Dreck ist Materie am falschen Ort« —, nämlich im physischen Organismus, als »Arzneiversuch am Gesunden«: sie produziert die für sie charakteristischen Symptome. Diese offenbaren sich dem Therapeuten als eine spezifische »Fehlanzeige«: er erkennt, was dem Kranken »fehlt« (im Gesamtbestand seiner Dynamis). Indem er von der sich kundtuenden Gesamtsymptomatik des Kranken her die Simile-Arznei findet und verabfolgt, treibt er — heilend, ganz-machend — zugleich das Usurpations-Material, die *»materia peccans«*, aus dessen Organismus. Daß diese *»materia peccans«* wiederum dem Motiv *»peccatum necessarium«* untersteht, ist evident: ohne die Symptome, die sie produziert, wäre die richtige Arzneimittelwahl — *similia similibus* — unmöglich. Anders ausgedrückt und zugleich unter Rückgriff auf unser obiges Schwefel-Beispiel: so »dumm« ist der — krankmachende — Schwefel nicht, daß nicht der Therapeut an ihm klug werden könnte.

[13] In seiner Schrift *Das Gespräch über die Gesundheit* (Hamburg 1946).
[14] In seinem feinen und tiefgründigen Büchlein *Über die Heilkunst sub signo crucis* (Berlin 1948).

Es wurde dieses Allerwichtigste der homöopathischen Heilung hier noch einmal paraphrasierend wiederholt, weil an ihm alles Folgende klar zu werden hat. Bereits jetzt aber muß klar werden: nicht *das* ist (oder enthält) die *»materia peccans«*, also »Krankheitsstoff«, was von der Naturheilkunde in solchem Sinne bewertet wird, z. B. katarrhalisches Sekret, Schweiß, Ausscheidung des Darms, der Niere usw., denn dies alles ist Symptom. Der Vorgang, der ein dynamisches Prinzip des Menschen-Organismus in »krankmachende Materie« verwandelt — und diese selbst ebenso —, ist tief geheimnisvoll und überaus intim. Deshalb war Hahnemann auch ein so scharfer Gegner der »ausleitenden Methoden« im üblichen Sinne.
Leibbrand bekennt in seiner genannten Schrift das Homöopathische noch weit deutlicher, als es sich aus den obigen Zitaten ergibt —, er bekennt es und verfehlt es auch wieder. »Mag Denken und Sein einander entsprechen, menschliches Da-Sein aber vermag sich kaum dem reinen Sein zu nähern, und so muß auch die menschliche Gesundheit von jener transzendenten im reinen Sein unterschieden sein; die eine unteilbare Gerechtigkeit muß von der menschlichen getrennt werden«, sagt Justus, einer der beiden Gesprächspartner. Und Thomas, der andere, fügt hinzu: »Geschieden, aber dennoch ähnlich! Es ist das Verhältnis einer echten ‚*Homoiopatheia*'!« Weiter kommt Leibbrand zu dem Ergebnis: »Ich meine: der Mensch ist krank, dann müssen wir auch sagen, der Arzt ist krank« — und schließlich: »Nur wer selbst zu den Schwachen gehört, hat Sinn für die Schwachen. Trüge der Arzt nicht selbst die Schwäche in sich, er vermöchte niemandem zu helfen. *Homoion homoio, Similia similibus.* Es geht auch hier wieder um die Ähnlichkeitsevidenz.« Liest man solches und weiß, daß ein Arzt und Denker, der das fand und formulierte, *nicht* Homöopath ist, so mag man zunächst staunen. Liest man dann jedoch all das Überreichliche, womit Homöopathen dartun, daß ihnen an einer Verkrümmung, Verkümmerung und endlich sogar Vernichtung ihrer Homöopathie gelegen ist, dann tröstet man sich mit dem abgewandelten Lukas-Wort: Wo Homöopathen über das Wesentliche und das die Wirksamkeit ihres Mysteriums weltweit Steigernde schweigen, da werden Psychiater schreien. Der andere genannte Psychiater, Hans Citron, zieht aus seinen

homöopathischen Erkenntnissen — die ihn ebenfalls nicht zur Homöopathie führten — den Schluß, daß das viele Gerede vom »Priesterarzt« die therapeutische Situation verkenne. Wo der Arzt priesterlich auftritt oder — wie bei dem Phänomen der »Übertragung« in der Tiefenpsychologie — vom Kranken »gottvaterähnliche Autorität verliehen bekommt«, da kann echte Heilung nicht erzielt werden. Nur der Arzt, meint Citron, der im Bekennen vor dem Patienten sich als eine diesem ähnlich gebrochene Existenz erweist (und der damit »Übertragung« unmöglich macht), kann heilen. Ich zitiere Citron wörtlich: »Durch das Bekennen des Arztes tritt aber an die Stelle des komplexbeladenen Autoritätsverhältnisses die gemeinsame bindende Brüderlichkeit. Aus dem Priesterarzt wird der Bruderarzt.«[15]

Citron beruft sich des weiteren auf meine in verschiedenen Veröffentlichungen niedergelegten Erkentnisse der Mensch, Welt und Gott verbindenden und verbündenden *Homöopathia Divina*, deren Formulierung und Inhalt er voll zustimmt. Zwar veranlaßt ihn das nicht, Hahnemanns Homöopathie therapeutisch zu realisieren, er sagt aber dennoch: »Durch die Betrachtung der *Homöopathia Divina* gewinnt auch unsere *Homöopathia naturalis* einen ungeahnten Hintergrund. Das Simileprinzip ist ein heiliges Urphänomen unseres Daseins.«

Frage ich mich, weshalb meine Saat — die drei kleinen Arbeiten, in denen ich die *Homöopathia Divina* darstellte[16] — gerade im Terrain der Psychiatrie so unerwartet aufgegangen ist, so scheint mir eine Antwort nahezuliegen: Die Homöopathie ist — als therapeutisch praktizierbare Optimalform der Signaturenlehre, denn sie

[15] Wie berechtigt das im positiven — im homöopathischen Sinne — ist, läßt sich unschwer einsehn; wie berechtigt es aber auch im negativen Sinne — dem der Ablehnung des Priesterarztes — sein kann, erweist sich aus der unheilvollen Rolle, die zahlreiche »Priesterärzte« im medizinischen Betrieb unserer Zeit spielen: statt somatisch, psychisch oder psychosomatisch saubere therapeutische Arbeit zu leisten, speisen sie den Kranken damit ab, daß sie ihm »fromme Sprüch« und eine Anleitung zur Resignation auf den weiteren Leidensweg mitgeben. Resignation — auch und gerade die mit dem *Haut-goût* der Gottwohlgefälligkeit prahlende — ist stets das Gegenteil von Therapie.

[16] *Deutsche Zeitschr. f. Homöopathie* 1941, Heft 2; *Christliche Heilkunst* (Bad Pyrmont 1945 und 1946).

arbeitet mit Signaturenschau und mit dem zum »Zauberstab der Analogie« gewordenen Stab des Aeskulap — die echte und rechte Ausprägung dessen, was, wenn es wahrhaft-verzerrt einen Menschen überwältigt, als »sensitiver Beziehungswahn« auftritt. Der Psychiater, dem der Umgang mit »sensitivem Beziehungswahn« etwas Alltägliches bedeutet, ist also in ständigem Kontakt mit einer Karikatur der Homöopathie. »Sensitiver Beziehungswahn« stellt eine der Grimassen der Wahrheit dar, während die moderne »wissenschaftliche Gesinnung« oft nur die Leichenbittermiene des der Wahrheit durch sie zuteilwerdenden Begräbnisses erster Klasse studiert und aufgesetzt hat. Kein Zufall ist es ja, daß der Weg zu verschütteten Mysterien seit rund einem Jahrhundert vom Einblick in Wahnhaftes her gefunden wurde (das reicht von Kerner bis zu C. G. Jung), während die »strenge Wissenschaftlichkeit«, deren Aug' nie in heiligem Wahnsinn rollt, trotz ihrer peinlichen Sterilität durch jene enorme Säuglingssterblichkeit ihrer Ausgeburten legitimiert bleibt, die man dem Publikum gegenüber »Fortschritt der Forschung« nennt.

Nachdem wir von einer sowohl theoretischen als auch theosophischen Durchdringung dessen, was beim homöopathischen Heilvorgang geschieht, den Menschen als Mikrokosmos bestätigt fanden — und weiter: jeden einzelnen Menschen auf seine eigene Weise als Mikrokosmos —, können wir nunmehr die vorletzten Dinge der Therapie in uns bewegen und uns von ihnen bewegen lassen. Die letzten Dinge unterstehen bekanntlich, hier wie überhaupt, der Geste des Harpokrates: dem Schweigen gebietenden, über die Lippen gelegten Zeigefinger (der aber auch dann noch ein *Zeige*finger ist).

Geschieht legale Heilung *immer* — ob der Therapeut das nun weiß oder nicht — homöopathisch[17], so muß es demnach auch illegale Heilung geben. In der Tat kann der Mensch z. B. gesundgelogen werden. Das ist in milderer Form das Prinzip Coués gewesen, in extremer Form ist es das Prinzip der sogenannten »Christlichen

[17] Die narbensetzende, oft notwendige Chirurgie ist ebenso wenig echte Heilung wie die Substitution, das Krückenprinzip (z. B. Insulin-Injektionen bei Diabetes); beides muß dankbar anerkannt, aber zugleich auch als prinzipielle Nicht-Heilung erkannt werden.

Wissenschaft«. Mit ihrer Behauptung, die Materie sei nicht existent, das Leiden ebenfalls nicht, und mit den aus dieser frechen Lüge abgeleiteten Praktiken narkotisiert die »Christliche Wissenschaft« ihre Patienten derart, daß furibunde Wahnformen in ihnen entstehen (»Gotteshysterie« nannte es, nicht ganz zutreffend, der Spötter Rudolf Olden). August Bier berichtete mehrfach über den — auch jedem Psychiater bekannten — Zuwachs an physischen Kräften, den Geisteskranke oft zeigen: er kann so weit gehn, daß konstitutionelle Schwächlinge die tollsten Athletenleistungen vollbringen. Analog dazu gibt es auch eine Wahnform, ein nach den Prinzipien der »Christlichen Wissenschaft« induziertes Irresein, woraus ebenso faktische wie zugleich faktisch erlogene Gesundheit resultiert. Daß diese nur knallprotzig auftretende Krankheit ist und eines Tages katastrophaler zusammenbricht als jede durch allopathisches *keep smiling* vorgetäuschte Gesundheit, lehrt die Erfahrung und lehrt auch das bajazzohafte Finale der Mrs. Baker-Eddy, der Anstifterin besagten faulen Zaubers[18]. »Wo eine Krankheit nichts als ein bloßer Glaube an die Krankheit ist [und das behauptet die Christliche Wissenschaft; H. F.], da ist Heilung auch nichts als ein bloßer Glaube an Heilung, die zugleich mit diesem Glauben auch wieder verlorengeht«, bemerkt Dahlke sehr richtig — und er fügt hinzu: »Ich würde es vorziehen zu leiden, als mit Coué oder Mrs. Baker-Eddy gesund zu werden.«[19] Ganz dasselbe sagt — und begründet — auch Hans Blüher[20].

Schon an diesem Beispiel läßt sich erkennen, daß die weit verbreitete Meinung, das Methodische der Heilkunst sei gleichgültig, es komme vielmehr allein darauf an, daß der Kranke gesund werde, durchaus falsch ist. Es gibt (der Plural sei hier gestattet) Gesundheiten, die gar nichts anderes sind als in tadelloser Garderobe auftretende Inkarnationen der »Krankheit zum Tode«. Daß ich damit nicht Scheingesundheit meine, übertünchte »prämorbide Phase«, dürfte sich im Rahmen dessen, was hier zur Rede steht, von selbst

---

[18] Dieses Finale stellt Stefan Zweig meisterhaft in seinem Buch *Heilung durch den Geist*, Leipzig 1931, dar.

[19] *In Heilkunde und Weltanschauung.*

[20] Im *Traktat über die Heilkunde.*

ergeben. Ich meine Gesundheiten, bei deren Erzeugung das Heil, der Heil-Wert der Kur, verpaßt wurde. Heißt ein alter therapeutischer Imperativ: *»Salus aegroti suprema lex«* — den man zumeist banal übersetzt, als wolle er besagen, die Hauptsache sei immer ein für den Patienten wohltätiges Verhalten des Arztes —, so läßt sich das in unserem Sinne am besten verdeutschen: Ein *oberstes* Gesetz (nämlich das zur *Homöopathia Divina* gesteigerte Simile-Gesetz) hat für das *Heil* des Kranken wirksam gemacht zu werden. Wenige Homöopathen aus Hahnemanns Schule erkannten das bisher. Ein solcher war E. A. Farrington, Professor der Arzneimittellehre am Hahnemann-Medical-College in Philadelphia. Ihn, der seine Initiation in die Geheimnisse des verleiblichten Lebens durch Samuel Hahnemann, in die des den Leib abgestreift habenden Lebens durch Emanuel Swedenborg empfangen hatte, charakterisiert — im Sinne des hier Gemeinten — am besten der Bericht, den A. Korndörfer über die Endzeit seines Erdenlebens gibt[21]: »Nun begann er zu fühlen, daß seine Zeit bald abgelaufen wäre, daß das große Werk, das er übernommen, liegen und langgehegte Hoffnungen unerfüllt bleiben müßten. Als ihm dies zuerst wirklich klar wurde, überkam ihn bitterer Unmut, der jedoch bald der ruhigen Überzeugung wich, daß des Herrn Wege die besten sind. Sein Gemüt schien vollständig beruhigt, und obwohl er noch erfolglos sich bemühte, Rettung zu erlangen, bewahrte er ein nicht wankendes Vertrauen auf das Heilgesetz. Einige nichtärztliche Freunde, die die Erfolglosigkeit der Homöopathie sahen, bestimmten ihn eindringlich, den Rat eines hervorragenden Allopathen einzuholen; dies lehnte er entschieden ab und bemerkte nachher zum Verfasser: ‚Wenn ich sterben muß, will ich als Christ sterben'. Sein Glauben an das Heilgesetz war unbegrenzt; er hielt es für göttlichen Ursprungs und deshalb für vollkommen wahr.«

Sehen wir davon ab, daß hier in einer recht abgegriffenen Sprache christlich gesprochen wird, so bleibt doch Farringtons Sicht imponierende Hellsicht: Homöopathie — das geht aus seiner Haltung und seinem zitierten Ausspruch hervor — bringt Heil im doppelten Sinne des Wortes. Würde ein Allopath hinzugezogen werden, so

[21] In *Hahnemannian Monthly*, Januar 1886.

käme — auch wenn Heilung erfolgt — das Heil *nicht* zustande. Deshalb, wie Farrington es ausdrückte, lieber als Christ *sterben* statt unheilvoll geheilt zu werden.

Solches klingt rührend fromm. Aber man muß bedenken, daß homöopathische Heilung (christliche, wie Farrington glaubt) eben deshalb Heil bringt, weil sie mit dem Unheil verbündet ist, während die unheilvolle nicht-homöopathische Heilung unheilvoll ist, weil sie besagtes Bündnis mit dem Unheil nicht kennt. Heilung und Heil kommen nie nach dem geometrischen Axiom, die gerade Linie sei die kürzeste Verbindung zweier Punkte — nämlich Krankheit und Gesundheit — zustande. Der Umweg über das Unheil ist not-wendend notwendig.

Überdies tritt Erkrankung stets als Schicksal auf. Nur in einem vollends sinn-entleerten Weltbild (also im üblichen) kann man die Meinung produzieren, so eindringliche Ereignisse wie das Erkranken kämen als peinliche Zufälle beim allgemeinen Hin und Her des kosmischen Getriebes zustande. »Warum gerade *ich?*«, fragt der Kranke gern. Oberflächliche Ärzte beruhigen ihn dann mit Belehrungen über biologisches Malheur, z. B. mit Hinweisen auf eine als Unfall zu bewertende Infektion oder auf Diätfehler. Kann aber der wirklich zum Therapeuten taugen, der nicht spürt, daß jede Krankheit *Ruf* ist und damit Forderungen an den Kranken stellt? Wer als Behandler solche Zusammenhänge verwischt oder vertuscht, bringt seine Kranken um eine Chance des Heils und macht sich dabei selber zum Treuhänder des Unheils. Daß Erkrankungen gegenüber die Einstellung Jakobs zu gelten habe: »Ich lasse dich nicht, du segnest mich denn!«, sehen heute — nach dem trotz allem, was dieserhalb geschieht, nicht mehr hinweglügbaren Konkurs des Mechanismus und Biologismus in der Medizin — die Besten unter den Ärzten ein. Der Segen, der errungen werden soll, läßt sich volkstümlich dadurch ausdrücken, daß der Geheilte als besserer Mensch aus seiner Erkrankung hervorgehen möge. Und das trifft präzis zu: Einen Schritt vorwärts in Richtung echter Menschwerdung muß jedes Krank- und Geheiltwerden führen.

Kann jedoch der Therapeut zielfördernd wirken, wenn er das Ziel gar nicht kennt? Was *ist* das wahre Werdeziel des Geschöpfes

Homo sapiens? Und wie ist es gar im Falle des jetzt und hier Heilung heischenden Kranken beschaffen, der ja stets als ein unaustauschbar Einziger vorkommt? Graf Hermann Keyserling fordert vom Arzt[22] jene Intuition, die unmittelbar Einzigkeit aufzufassen imstande ist: »Keiner kann großer Arzt sein, der nicht als erster die Einzigkeit des jeweiligen Patienten und Falles wahrnimmt und sein Allgemeinwissen in den Dienst seiner Einzigkeitsschau stellt . . .«
Gesund vom innersten Wesensgrund her wird der Kranke erst, wenn seine Simile-Situation zu Gott hin neu erbildet wird, seine insgeheime Gottesebenbildlichkeit. Martin Buber verdeutscht die sich auf jene Simile-Situation beziehende Stelle der Genesis:
»Und Gott sprach:

Machen wir den Menschen in unserem Bild nach unserem Gleichnis!«
Die Simile-Situation des Menschen zu Gott hin ist demnach — und nicht nur beim manifest Kranken, auch beim als gesund attestierbaren Kranken, also bei jedermann — verlorengegangen. Aber nicht ganz, nicht so, daß sie sich nicht neu erbilden ließe.
Ihre Rückerstattung geschieht, so zeigen es uns alle Religionen, durch Erlöser, durch Avatare (Menschwerdungen Gottes im Hinduismus), durch einen Messias oder einen Christus[23].
Das bedeutet: dem Menschen muß solche Rückerstattung *gegeben* werden, er hat sich selbst nicht mehr, er ist therapiebedürftig in jeglichem Bezuge.
Daher kann sich der Buddhist, der (in der klassischen Hinayana-Form) keine Erlöser, Avatare, Messiasse und Christusse kennt, anerkennt und wünscht, echter Heilkunst nicht widmen, kann auch kein echtes Heil erlangen, sondern sich lediglich systematisch euthanasieren. Da er klar erkennt: »Leben ist Leiden« und mithin auch die Gebrochenheit des Menschen erkennt, sein Keineswegs-Hochwohlgeborensein, bleibt ihm nichts übrig, als in jenes Hochwohlgestorbensein zu schleichen, für welches er den Terminus technicus Nirvana hat.
Heilung und Heil im umfassenden Sinne gehen nur nach christ-

[22] In seinem *Buch vom Ursprung*, Jena 1942.

[23] Beide Worte bedeuten dasselbe: »der Gesalbte« — und das Christentum ist diejenige jüdische Sekte, die den Messias als gekommen erachtet.

lichem Modell vonstatten (nach einem Modell, dem sich alle Hochreligionen der Erde anschmiegen und von dem noch längst nicht ausgemacht ist, ob es in der Form des Christentums mehr als Modellwert hat).

Das therapeutische christliche Mysterienwort »Ecce homo!« — das ein Nicht-Christ ausrief, ein Waschwasser benötigender Hochkommissar der damaligen Besatzungsmacht in Israel — heißt auf Deutsch: »Sieh da: der *Mensch!*« Pilatus entdeckte das heilsame Simile des *Homo sapiens*, bevor er dieses Simile der den *Homo sapiens* erlösenden Passion preisgab[24].

Nach Maßgabe seiner hochpotenzierten Durchchristung gerät der Mensch also ins Kraftfeld der Heilung: wobei unter Maß-Gabe sowohl das individuell Angemessene, die persönliche Homöopathizität, verstanden werden muß als auch das Maß der nicht minder individuellen Dosis. Der göttliche *Ecce-homo*-Repräsentant, des (sündenkranken) Menschen heilsames Simile, erfordert mit diesem seinem messianischen Habitus wiederum die Herstellung einer Simile-Beziehung zu ihm seitens des Menschen —, was man in der Sprache der Christenheit *»Imitatio Christi«* nennt. Und es dürfte von dieser in der Tat eine gewaltige Heilwirksamkeit ausgegangen sein und weiterhin ausgehen, wenn das ihr gewidmete Lehrbuch, die *Imitatio Christi* des Thomas a Kempis[25], sich, wie wir wissen, als das nächst der Bibel verbreitetste Buch erweist. Kurz gesagt: Im Erlöser wird Gott dem Menschen ähnlich und damit zu dessen Simile, welches durch ähnliches Leiden wirkt — Golgatha und sein Passions-Vorspiel sind menschenähnliches Leiden des menschenähnlich gewordenen Gottes, sind *Homöopathia Divina —:* aber dieses wieder hat der Mensch zu »assimilieren», es hat dem Menschen vom Menschen her an- und eingeähnlicht zu werden, damit es Heil erwirke: *Imitatio Christi.* Ohne weiteres zu »verdauen« (im Sinne

[24] »Nun werde nicht übermütig, Mensch! . . . Du hast nämlich dem ‚Ähnlichleider', dem göttlichen Homöopathen (nach Herbert Fritsches sinnvollem Wortbild) ein gehöriges Honorar zu entrichten«, sagt Otto Buchinger in seiner Schrift O *Mensch gib acht!* (Bad Pyrmont 1949).

[25] Dessen Autorschaft mit der schönen Selbstverständlichkeit, mit der Philologen dergleichen zu betreiben pflegen, inzwischen um- und bestritten worden ist.

des ernährungsbiologischen Begriffs der Assimilation) ist das nicht, man muß sich schon kunstgerecht, man muß sich mit Mythen und Riten darum bemühen.

Das Letzte, wohin Heiland-Imitation — recht verstandene, heilsam pathische — führen kann und soll, ist das Konfrontations-Erlebnis mit dem Heiland, der sich als »Adam Ich«, als das den »Adam Ich« Er-Gänzende offenbart: indem er das abgeirrte Schäflein fand, birgt er es. Wo denn birgt er es? In *sich* — und zwar in *sich* in des Wortes schwindelerregendstem Doppelsinn. Man kann hier von einem Maximum der individualspezifischen Simile-Wahl (»Gnadenwahl«, wie man es christlicherseits ausdrückt) sprechen. Der Heiland ist einem endlich vertrauter als man es sich selber je sein kann, was nichts anderes besagt als: man entdeckt, daß das eigene Selbst gar nicht dieses war, sondern jenes ist, das *seine*, womit es dann zugleich das (jeweils) *meine* ist. Wem solches widerfährt, der hat zu Ishvara gefunden, zum »Herrn im Ich«[26], also zum Ich, welches jetzt erst königlich sein kann: Ipsissimus. Höchste, durch einen Heiland erwirkte Aufgipfelung des Ich, Individuum-Werdung — Erreichung der Unteilbarkeit, der Gänze — kommt beim Heil-Vollzug zustande, wobei es zu seiner Paradoxie gehört, daß das nun erst zum Individuum gesteigerte Ich gleichsam ans andere Ende derjenigen Welt gelangt ist, die die Bühne der ehedem grimassierenden Ich-Fragmente gewesen war.

Im Simile-Wesen des Heilands liegt auch die tiefe, die tiefste Vertrautheit beschlossen, auf die sich Gott mit uns einläßt. Die bereits abklingende, aber durch Wiederbelebungsversuche an ihr immer wieder einmal als galvanisierter Leichnam das Abendland durchspukende Theologie-Mode, Gott als »das Ganz-Andere« zu verkünden und ihn damit zu verfehlen, ist aus Organmangel für die Erfassung des Mysteriums *Homöopathia Divina* entstanden. Gewiß, das »Ganz-Andere« ist Gott selbstverständlich *auch*, aber als solches erlöst er den Menschen nicht, sondern verfinstert ihn. Daß eine allopathische (uns am »Ganz-Andern« leiden lassende) Theologie schließlich beim schwarzen Talar und bei der konsequenten Ablehnung alles »Besserwerdens« der Menschen anlangt, ist be-

[26] Welche wörtliche Übersetzung von Prof. Hermann Beckh stammt.

kannt.' Sie macht aus der *Therapia magna* eine *Therapia sterilisans*, welche — wie deren schulmedizinisches Analogon — »antibiotisch« wirkt. So wurde aus dem (infolge seines passionalen Charakters heilwirkenden) *Eu-Angelion*, aus der frohen Botschaft, die unfroheste, die die Welt kennt: »Meine lieben Mitverdammten!« redet in calvinistischen Gottesdiensten der Geistliche die Gemeinde an — und die Pest der Neuzeit, der Kapitalismus, wurde von calvinistischen Herden her virulent.

Dem Gott als *Allon*, als Ganz-Anderes, steht im Heiland der Gott als *Simillimum* gegenüber — Gott steht immer auch gegen Gott —, als *Simillimum* im Sinne des vom Schöpfer und seiner Hilfs-Instanz Erzielten, d. h. als *Simillimum* des Menschen, und damit auch wieder als *Simillimum* Gottes sowohl als auch besagter Hilfs-Instanz. Gott das »Ganz-Andere« ist als Schöpfer ins Konkrete »erkrankt«, denn Schöpfung, wie sie nun einmal da ist, konnte nur — Ur-Sprünge schaffend und Sündenfälle benötigend — durch eine atheistische Wendung Gottes, durch ein sich Ab- und Abwärts-Wenden von sich als dem sich selbst verschweigenden Ungrunde realisiert werden. Kein Zweifel, daß Gott in solcher Weise krank werden *wollte*, kein Zweifel auch, daß die Welt, das kranke Konkretum, krank *ist*. Mythisch interpretiert: Sündenfälle »kränken« Gott (darauf beruht alle Rechtfertigungs-Theologie). Nicht nur der Adam Kadmon oder der Adam Ich »fallen«, indem Welt konkret wird, sondern Gott fällt *mit* auf genau die gleiche prinzipielle Art, die dargestellt wurde, als ich oben den Prozeß des Erkrankens untersuchte: Aus Gottes Potenzen-Totalität, aus der keinem geschöpflichen Begreifen zugänglichen *coincidentia oppositorum*, die er *da* ist, wo er *zweitlose Einheit* ist, fällt Welt (welche Rolle dabei die Schlange spielt, erfuhren wir). Damit *fehlt* Gott seine Welt, wie dem Erkrankten der Schwefel, der aus der das Potential Gesundheit darstellenden Dynamis fällt und dieser Dynamis mithin *fehlt:* fehlt, weil er massiv geworden ist. Die Welt wurde massiv, damit *hat* Gott sie und damit *fehlt* sie ihm. Man muß sie ihm potenziert zurückverschaffen, sie wieder zurückgerichtet an ihn binden — *religio* —, ein Rückwärtsprozeß, der vorwärts nur vonstatten geht, ein Rückwärtsprogreß also. Ein Heiland heilt Gott. Gott als Simile

— ein Heiland — heilt Gott, ihm potenzierte Welt vorwärtsgerichtet rückerstattend. Das, worum sich dieses *Paradoxon athanasias* bewegt, ist der Mensch. Und daß dieser dabei mitgeheilt wird, ist nicht einmal die Hauptsache.

Nennen wir Gott in seinem Schöpfungs-Ober- und -Außerhalb, in seiner Unfaßlichkeit (unfaßlich deshalb, weil das Alles-All uns Geschöpfen die Aufhebung jeder Aussage bedeutet), den »Himmel«, so ist der Heiland als die Selbst-Similifikation Gottes »vom Himmel gefallen«: nicht nur als die (auch physische) Leiblichkeit, die Einvermenschlichung in Fleisch und Blut, sondern sogar als das radikale unerbittlich-extreme Hineingeraten in diese. Das Wort wurde Fleisch genau dort, wo es am allermeisten »menschelt«: innerhalb des härtesten Geschichts-Volkes der Menschheit, geographisch an dem Ort, wo das Irdische am tiefsten überhaupt in sein Relief gedrückt wurde (im — geologisch gesprochen — Jordan-Graben), zeitlich um Mitternacht der Jahres-Mitternacht —, wobei Stall, Krippe, Ochs und Esel, der Makel außerehelicher Geburt und nicht zuletzt die vom Evangelium betonten Windeln noch hinzukommen, was selbstverständlich auf deren Inhalt hinweist. Die Menschwerdung Gottes hat als sterkoristische Alchymie begonnen, *»inter faeces et urinam«* werden nicht nur *wir,* wird auch *die Erlösung* geboren. Da das spirituellen Narkotiseuren der Theologie aller Zeiten und Zonen mißfiel, kam der Doketismus der verschiedensten Ausbildungsgrade auf, d. h. die Behauptung, ein Heiland erscheine stets in einem Scheinleib — eine Auffassung, die an das Mißverständnis weiter Kreise erinnert, homöopathische Arznei sei »giftfrei«, sei vom Anstößigen der Erde ätherfern. Wie tragisch eine solche Sicht sich um die Wahr-Nehmung, um das Nehmen des Wahren, betrügt, ist leicht erkennbar. Wir müssen schon auf den Windeln bestehen. Ohne Windeln kein Messias. Sie sind unendlich wichtiger als die Toga, die er wahrscheinlich *nicht* trägt.

Ein sich beim Initium seiner Erlösertat in Kot bettender Gott fällt vom Himmel, *simillimum hominis.* Und dieser Heil-Gott, der Gott Heiland, macht — krank: den nämlich, der ihn »prüft«, was immer zugleich heißt: den, der von ihm geprüft *wird.* So erging es Paulus, welcher daran zunächst erblindete. So erging es Franziskus.

Ein Heiland stigmatisiert *immer*, jeden auf individuelle Weise, aber nur in den seltensten Fällen mittels sichtbarer Wundmale. Das hat, wie wir noch hören werden, Kierkegaard besonders deutlich erkannt.

Und das bedeutet nicht mehr und nicht weniger, als daß der krankmachende Heiland auch eine Simile-Beziehung zur Schlange hat. Der 14. Vers des Kapitels 3 im Johannes-Evangelium sagt, sinngemäß verdeutscht:

> »Und wie Moses in der Wüste eine Schlange erhöht hat, muß des Menschen Sohn als Schlangen-Simile ebenfalls erhöht werden«,

denn — fügt der 15. Vers hinzu —:

> »nur so können alle, die sich zu ihm in Wesensähnlichkeits-Beziehung setzen (‚an ihn glauben', übersetzt Luther), ihr Verlorengehen verhindern und ins ewige Leben geraten.«

Moses hatte — *similia similibus* — die Schlange zu »erhöhen«, hatte sie zu »potenzieren«: ein unerhöhtes Simile heilt nicht. Der Heiland muß dasselbe tun, nun jedoch existentiell und nicht mehr bloß instrumentell wie Moses, welcher billiger davonkam, weil er kein Heiland *war*.

Die christliche Theologie (etwas sehr Seltenes, verglichen mit der Unzahl ihrer un- und antichristlichen, sich als christliche Theologie bezeichnenden Wechselbälger) setzt das Christliche vom Mosaischen, das Alttestamentarische vom Neutestamentarischen ab, obwohl sie weiß und betont, daß auf andere Weise beides wiederum zusammengehört. Für den Gegensatz mögen hier die Worte Gesetz und Gnade als Kennzeichnungen stehen, Grundbegriffe besonders der paulinischen Exegese. Vergegenwärtigen wir uns das, so zeigt sich, daß die Homöopathie — ich meine hier jetzt wieder die Hahnemanns — ins Neue Testament gehört, denn als Kunstheilung spendet sie *Gnade*, sie sagt mit ihrer Arznei gleichsam dem Kranken: »Deine Sünden sind dir vergeben!« Paradoxerweise ist sie zu solcher Gnadenspendung befähigt, weil sie ein echtes *Gesetz* hat und handzuhaben weiß.

Im Gegensatz zu ihr gehört die Naturheilkunde ins Alte Testament. Sie kennt und wünscht keine Gnade, sondern Gesetzes*befolgung* durch den Kranken. Hat die Homöopathie *das* Gesetz —

eben ihr Simile-Gesetz —, und sie *hat* es wirklich, so *glaubt* die Naturheilkunde an einen Gesetzes-Plural, an die »Ordnungsgesetze des Lebens und der Gesundheit«, wie Bircher-Benner das in seinem extrem naturheilkundlichen Programmbuch schon von dessen Titel her formuliert. Krank wird, nach naturheilkundlicher Auffassung, wer gegen diese Gesetze »sündigt«. Gesund kann er nur werden, wenn er sich entsühnt und ihnen aufs neue gehorcht. Ein Dilemma ist dabei, daß die Zahl der 10 Gebote und der vielen Ritual- und Speisegesetze im Alten Testament noch eine bescheidene Zahl ist, gemessen an der, die die Naturheilkundler mit ihren Gesetzen vor den Kranken hinstellen. Ernährung nach Sonnenlichtwert der Stufe 1, 2 und 3, Einschlafen abends gegen 7 Uhr und Aufstehen gegen halb 2 Uhr, Gebiß-Sanierung, Kau- und Schluck-Rituale, intensive Bewegung, Dressur des Darms auf dreimal am Tage pünktlich erfolgende Entleerung —: das ist noch das Wenigste, obwohl man den halben Tag zu tun hat, um es gesetzestreu durchzuexerzieren, und obwohl man aus dem sozialen und kulturellen Leben fällt, wenn man es tut (man verschläft dann z. B. Theater, Vortragswesen und Gesprächsmöglichkeiten, was samt und sonders in die »Naturschlafzeit« fällt). Aber damit nicht genug: Nach Bircher-Benner verstößt gegen die Naturgesetze, wer Pilze ißt, nach Steintel, wer sich von Brot ernährt, nach Waerland, wer Obst verzehrt, nach Ragnar-Berg, wer nicht einen Basenüberschuß des Mineralwertes der Nahrung errechnet und erzielt, nach Kollath, wer zu wenig Auxone abbekommt, nach von Kapff, wer den Säureüberschuß der Nahrung nicht errechnet und erzielt. In jedem Falle wird man krank, denn der Gott der Naturheilkunde ist ein eifriger Gott, der die Sünden der Väter heimsucht bis ins dritte und vierte Glied — auch wenn man die Sünden, da sich die Gesetze widersprechen, beim besten Willen nicht vermeiden kann. Man muß ihn durch strenge Befolgung der Gesetze, also durch Unmögliches, versöhnen, auf daß es einem wohlgehe und man lange lebe auf Erden.

Der Einklang mit den Naturgesetzen — durch deren Befolgung — gewährt nicht Gesundheit, wie es das mosaische Dogma der Naturheilkunde behauptet, sondern gewährt die Garantie der Nichterlangbarkeit sowohl dieses Einklangs als auch seiner prophezeiten

Folgen. *Durch* das dem Gesetz (im Plural als Insgesamt der Gesetze verstanden) Gehorsamseinwollen wird man erst richtig »sündig«. Das Alte Testament Naturheilkunde unterscheidet sich vom mosaischen überdies noch dadurch, daß es nie einen Messias zu erwarten gestattet, weil dieser notwendig ein Kunstheiler wäre. Will kausal-spekulierende Schulmedizin kunstheilerisch an die *causa morbi* herankommen, so ist Naturheilkunde naiv-kausal eingestellt. Die Ursache des Erkrankens sieht sie im Nichtbefolgen der Gesetze, die Heilung interpretiert sie kausal, indem sie sie dadurch geschehen läßt, daß der Kranke durch Gehorsamsein ebenjenen zunächst von ihm verletzten Gesetzen gegenüber die Ursache seines Erkrankens aus der Welt schafft. Man *kann* aber nichts aus der Welt schaffen, man soll es gar nicht erst versuchen. Könnte man es, würde Gott zu Tode erkranken.

Mit einem Heiland kommt etwas großartig die Kausalität links Liegenlassendes in die Welt. Sein Auftreten — seine »frei schenkende Gnade« — hebt die Gesetze auf: er «tut Wunder«, hebt aber vor allem den Gesetzes*gehorsam* in seiner ganzen Unmöglichkeit auf. Ein Heiland macht frei.

Naturheilkundliches Heilen dauert sehr lange. Darauf ist die Naturheilkunde auch noch stolz. Krankheit, sagt sie, habe sich langsam in den Organismus des Kranken — dadurch, daß die Naturgesetze nicht beachtet wurden — eingefressen, nun muß er's wieder »ausfressen«. Das Symbol dafür heißt Müsli: mittels Müsli und allem Drumherum wird man chronisch gesund.

Kunstheilung geht schnell: Gnade, welche nicht wie der Blitz einschlägt, ist Gnadengegeize, ein wahrhaft unmögliches Phänomen. Das Symbol der Gnade heißt in der Heilkunst Arznei, in der Kunst, Heil zu spenden, Sakrament. Homöopathische Globuli und konsekrierte Hostien stellen Entsprechungen dar, sind auf verschiedenen Ebenen dasselbe.

Der chronisch gesund Werdende der Naturheilkunde gelangt dahin, ein wohlfunktionierendes *Zoon* zu werden — und soweit der Mensch ein solches werden *kann*, kommen derartige Resultate tatsächlich zustande: Besiedler von Kokos-Inseln, Zugluft-Schläfer, freiwillige Muschiks, die ins Untermenschliche genesen und zur

Strafe hundert Jahre alt werden. Sie leben ihr Leben nicht, sondern werden vom Leben gelebt. Tödlicher kann man nicht gesund sein. Es ließe sich von Pharisäern des Bios reden, wären die Pharisäer — die immerhin in der Nomenklatur des Heilands als »übertünchte Gräber« vorkommen — nicht viel zu gott- und damit geistgerichtet, als daß sie einen solchen Vergleich vertrügen. Dennoch hat die Naturheilkunde das *eine* abscheulich Pharisäische: sie muß den Kranken beschuldigen. Sie reicht ihm keine Arznei, sondern ein Sündenregister.

Selbstverständlich *ist* der Kranke schuldig, aber während ein Heiland und auch ein Heiler die Schuld *voraussetzen*, woraufhin sie sie »vergeben«, muß die Naturheilkunde die Schuld detailliert *aufzeigen* gerade in der Situation, die *Hilfe* heischt. Daß es dabei außerdem noch zum Verlagern der wirklichen Schuld des Kranken kommt, zu ihrer verfehlten Projektion ins Biologische, macht das Malheur perfekt. Ein Bußprediger am Krankenbett ist ohnehin bereits ärgerlich, ein Bußprediger aber, der den Kranken nicht einmal in Richtung Sinai, sondern ins Sub-Sinaitische predigt, ahnt gar nicht, welch ein wohlmeinender Schädling er ist. Das Alte Testament soll man den Juden überlassen, bei ihnen hat es seinen »Ort« und sie allein sind in der Lage, damit das Rechte anzufangen. Gerät es aber in Gesinnung und Handeln der Naturheilkundler — wobei Sakrales Surrogat wird —, dann entströmt ihm die Schwarze Magie, mit deren Hilfe Menschen auf Darwins Bäume geheilt werden können. Wer hier meinen mag, ich karikierte, der lese nur die stete Berufung der Naturheilkundler auf die Anthropoiden. Die Lösung des Heilproblems durch Nußknacken wird dem (vermeintlichen) Väterchen Schimpanse abgekauft, ein Linsengericht gegen das Erstgeburtsrecht. Man braucht nicht mehr krank zu werden, wenn besagtes Linsengericht — in welcher Form auch immer — die Stelle einnimmt, die dem geweihten Brot zukommt. Da das Erkranken zum Rang des Menschen gehört, ja ihn wesenhaft mitbestimmt, braucht man wirklich gar nicht mehr krank zu werden. Und infolgedessen braucht man auch nicht geheilt zu werden. Der Therapeut verschwindet aus der Eigenwelt des dem Gericht (dem Linsengericht) Überantworteten. Von »Heilkunst als

Weltmitte« kann keine Rede mehr sein, statt *Ecce homo!* lautet der Wahlspruch: *Ecce Dryopithecus!,* auf Deutsch: »Welch prächtiger Affe!«

Da der Mensch — wie wir uns erinnern — *gegen* den Bios lebt, da die menschliche Spitzenform, der Genius, mit Recht als »bionegativ« definiert wird[27], da die den Menschen wesensbestimmende Fähigkeit, dem Geist Verwirklichung zu ermöglichen, mit dem Abbau des Bios im Menschen einhergeht, muß der Therapeut erkennen: der Mensch wird bis ins Physiologische hinein krank, wenn er es unterläßt, sich diesem Abbau seines Bios auszusetzen um der Geistverpflichtungen willen. Derjenige Mensch allein ist hier gemeint, der sich im entelechalen Sog der Menschwerdung befindet, also der durch nichts anderes als eben dadurch bestimmbare *wirkliche* Mensch. Der in den Bios zurückgestopfte Mensch als das arme Stück Gesundheit, dem sich die Naturheilkunde — zielbewußt ihrem Unziel gewidmet — zuneigt, wird dieser Naturheilkunde dann unheimlich, wenn er z. B. an Krebs erkrankt. Krebs ist nämlich wuchernder Bios. Nichts erweist sich als so brutal gesund wie eine bösartige Geschwulst, welche überwältigend wuchert: wobei sie vor lauter urgesundem Bios-Wuchern den überwältigt, auf den es ankäme — den Menschen als Gestalt. Das Amorphe des blind wuchernden Bios, wie es sich in der gestaltvernichtenden bösartigen Geschwulst offenbart, wird immer tüchtiger bei seinem Zerstörungswerk, wenn man den Kranken im naturheilkundlichen Sinne biologisch-optimal ernährt. Deshalb haben sich als Krebs-Diät das Fasten und die Mangel-Kost — auch gerade im qualitativen Sinne — bewährt, während die Vollwert-Kost den erst einmal manifest gewordenen Krebs nährt statt den Kranken.

Krebs ist durch Versagen eines überbiologischen Faktors bedingt, der von einer anderen Ebene her in den Menschen — formgebend und formwahrend, also den Bios zügelnd — eingreift als von der, mit der die Naturheilkunde rechnet und arbeitet. Und wenn man zumeist den Chirurgen heranzieht zur Krebs-Therapie, so ruft man mit Recht den (abermals doppelsinnig zu verstehenden) Schneider. Sein Hinwegschneiden der Geschwulst ist zwar keine echte Hei-

---

[27] Von Wilhelm Lange-Eichbaum in seinem Werk *Genie, Irrsinn, Ruhm,*

lung, aber da, wo es erfolgreich geschieht, ist es eine künstlerische Handwerks-Leistung (Chirurgie heißt wörtlich: Handwerk), die den bereits wüst gewucherten Bios, da er nicht zu zügeln war, entfernt: der Chirurg schneidet und schneidert dem Krebskranken wieder ein formgerechtes Gewand. Das ist die leise Homöopathizität, welche sogar der Chirurgie innewohnt: rücksichtslosem Bios tritt rücksichtsloser Bios gegenüber. »Der Chirurg ist selbst das Heilmittel«, sagte einmal Ferdinand Sauerbruch zu mir. Schon darin klingt — sehr von fern — ein homöopathisches Motiv auf. Als Handwerker, als Kunsthandwerker ist der Chirurg aber Biotechniker, technisch zielbewußter Bios-Zerstörer im Dienste der Bios-Rettung. Eine kunstgerecht hinwegoperierte Krebsgeschwulst wurde insofern allopathisch angepackt, als ja der Eingriff unverblümt gegen sie geschah. Bedenkt man, daß es aber als Eingriff in den Bios geschah, weil der maligne Tumor seinerseits brutal in den Bios eingriff: »greift nur hinein ins volle Zellen-Leben, und wo ihr's packt, da wird es Krebs«, heißt der Imperativ des Bios an die ihm dienstbaren bösen Ungeister, die deshalb böse sind, weil sie ihn in sich selbst bestärken —, so wirkt Eingriff auf Eingriff. Der Biotechnik, das den Bios zügelnde Gestaltprinzip zu sabotieren, antwortet chirurgischerseits die Biotechnik, die diese erstgenannte Biotechnik sabotiert. Mit einer solchen Fernst- und fast sophistischen Homöopathizität erkennen wir Schiefes, welches gerade so schief liegt wie die Chirurgie als Heilkunst. Man braucht sie — man braucht sie sogar oft dringend —, aber sie ist mit ihrer Retterfunktion wahrer Heilkunst nur von sehr fern her ein wenig ähnlich. Deshalb läßt sich nur mühsam Homöopathisches in ihr entdecken, immerhin aber doch so viel, daß große Chirurgen wie August Bier und Edwin Blos weit leichter zur Homöopathie hinfanden, als das von der Allopathie und gar erst von der Naturheilkunde her möglich wäre. Die Allopathie[28] handelt so evident verkehrt, daß man ihr schon deshalb eine gewisse Sympathie zuwenden muß. Als Kunstheilungs-Versuch mit untauglichen Objekten — welche sie von Fabriken

[28] Allopathie ist nicht ohne weiteres identisch mit Schulmedizin; die Schulmedizin läßt sich überhaupt nicht definieren, sie ist saisonbedingt wie eine Modenschau.

offeriert bekommt — siedelt sie wesentlich dichter am Sanctuarium der Therapie als die Naturheilkunde. Außerdem ist sie so oft — darin wieder der Chirurgie verwandt — »technische Nothilfe«, daß sie dem Kranken gar nicht selten wirklich dient. Ein Beispiel dafür sind Gallenstein-Koliken, bei denen etwas eindeutig Mechanistisches mitwirkt: ein abgehender Stein klemmt im Gallengang fest. Aus dem mechanistischen Denken fand die Allopathie ihre Mittel, in unserem Falle das Morphium-Atropin, welches sie mechanistisch-technisch mittels Injektionsspritze appliziert. Indem Mechanistisches Mechanistischem begegnet, ist sogar hier ein Hauch Homöopathizität wahrnehmbar. Die Allopathie meint im Grunde — wie die Homöopathie — Heilandswirken, meint Gnadenspendung. Da sie aber ihren Heiland als obersten Kriegsherrn einer totalen Mobilmachung sieht und ihre Gnaden Genickschüsse (bei der Exektion der »Krankheiten«) sind, wohnt ihr kein Heil inne. Sie irrt sich ganz einfach. Ihr Bild der Gesundheit ist das des Menschen, dem man die Krankheiten abgeschossen hat. Wie oft sie dabei den Menschen selber abschießt, ist bekannt. Und es ist selbst dann nicht verwunderlich, wenn solches nicht *de facto* und iatrogen geschieht — wobei der große dunkle Konsiliarius das Leid endgültig zum Schweigen bringt —, sondern dadurch, daß Krankes abgeschossen wird. Gelänge das nämlich, oder direkter gesagt: gäbe es tatsächlich allopathische Heilungen, dann würde der Mensch mit abgeschossenem Kranksein aufhören, zu sein. Der Mensch ist *krank*, daran ändert — von Fall zu Fall — nur Heilung etwas, nicht Tötung des Krankseins.

Heilung ist und bleibt ein homöopathisches Phänomen. Homöopathie tritt dem Kranken weder mit dem groben Unfug der naturheilkundlichen, dadaistische Texte tragenden Gesetzestafeln gegenüber noch mit dem Messer des Chirurgen, welches die heilsame Nichtheilung durch Narben besiegelt, noch mit der Stalin-Orgel der Allopathie. Sie reicht dir, dem Kranken namens Ich, dein Sakrament, dein individualspezifisches eßbares Heil.

Man bedenke einmal, daß zur individualspezifischen Wahl der Arznei — als der Bedingung ihrer Homöopathizität — das Wahrnehmungs-Organ für den Mitmenschen als Individuum gehört. Wir kennen nur ein einziges dazu geeignetes Wahrnehmungs-Organ: die Liebe. Einen Menschen als den sehen, der er von seiner Unaustauschbarkeit her ist, gelingt nur der Liebe. Nächstenliebe ist buchstäblich »die Methode der *Wahl«* bei der homöopathischen Arzneifindung.

Die nach christlichem Modell funktionierende Homöopathie beginnt mit Nächstenliebe, wenn sie an ihr Heilwerk geht. Zuvor muß der Therapeut aber sein Material für die Spendungen der Gnade, für die Sakramente der zahllosen Situationen haben, in die er als Therapeut gelangen kann und wird. Wir wissen, daß er — daß alles Therapeutentum überhaupt — dazu gelangt, indem »Versuchungen« durchgestanden werden: Arzneimittelprüfungen am eigenen Organismus.

Über diese sagt Emil Schlegel[29]: »In der Tat beobachtete Hahnemann bald bei seinen Arzneiprüfungen den ganzen Krankheitsbaum, der durch alle Organe und durch das Verbindende durchgreift. Man kann auch sagen: Er beobachtete im Menschen einen zweiten Menschen, aus lauter Störungen zusammengesetzt, ein leidendes Menschenbild, für jede Arznei ein besonderes und durchgehend leicht erkennbares.« Hahnemann und seine ihm folgenden Arzneiprüfer *beobachten* aber nicht nur, wie Schlegel es darstellt, einen solchen »aus Störungen zusammengesetzten zweiten Menschen im Menschen«, sie *erleiden* ihn vielmehr. Die »reine Arzneimittellehre«, wie sie von den Prüfern erlitten wird, hat den totalen *Schmerzensmann* zum Gegenstand und Inhalt, den, der, weil er die Sünden der ganzen Welt auf sich nimmt, das Heil ermöglicht. Aus der vollen existentiellen Einung mit dem Schmerzensmann — aus einer Partizipation am Passions-Organismus — erwächst allein das Recht, Arznei zu erhalten und gnadenhaft zu spenden.

Indem wir solches erkennen, mischt sich die merlineske Stimme in den christlichen Tonfall. Der »zweite Mensch im Menschen, aus Störungen zusammengesetzt«, kommt — obwohl er weitgehend *Imitatio Christi* zu sein scheint — dadurch zustande, daß der Mensch sich nicht dem Christus, sondern dem *Versucher* anähnlicht. Der

---

[29] In seinem Werk *Innere Heilkunst bei den sogenannten chirurgischen Krankheiten*, 5. Aufl., Regensburg 1930.

Arzneimittel-Prüfer versucht den Versucher, indem er als Versucher tätig ist: Imitation Luzifers also. *»Christus Luciferus verus«*, sagt ein rosenkreuzerisches Einweihungswort. Wir gelangen wieder in Grals-Nähe. Dient die aus Luzifers Kronen-Stirnstein geschaffene Schale dem Blut des Heilands, um es zu bergen, oder dient das Blut des Heilands der Schale aus Luzifers Kronen-Stirnstein, um sie zu erfüllen? Was wäre — christlicher?[30]

Holen wir uns eine Antwort da, wo das Christentum echter ist als überall anderswo: beim erleuchteten Chassidismus. Der Chassidismus, ein Spätkind der Kabbalah, ist insofern echteres Christentum als das, was man im üblichen Sinne Christentum nennt, weil er erstens keinen Messias *hat* (und das gibt ihm einen Wahrheitsgehalt, der überwältigend wirkt), weil mithin die Welt für ihn ein uferlos therapiebedürftiges Gelände darstellt —: »gehabtes« Heil garantiert die Heil-Verfehlung —; zweitens ist er echteres Christentum, da er die tief unchristliche Scheidung des Wirklichen in Geweihtes und Profanes prinzipiell nicht gelten läßt. Er kennt nur Geweihtes und *noch nicht* Geweihtes. Auf dieses aber kommt es an, nicht auf jenes[31].

Nach kabbalistischer Initiations-Erkenntnis hat *alle* Wirklichkeit

---

[30] Bereits anläßlich früherer Veröffentlichungen zu diesem Thema und auch bei der Manuskript-Lektüre hörte ich von Freunden und Anteilnehmenden, es werde nicht deutlich aus meiner Darlegung, *wer* denn nun *wen* erlöse; in der Tat: damit — wie mit *allen* vorletzten und letzten Dingen — ist der Mensch sowie das, was er betrachtet, »in Frage gestellt« —, was nicht an mangelnder Präzisionsfähigkeit meiner Feder liegt, sondern an der Struktur des Gott-Satan-Mensch-Welt-Mysteriums selber. Nur Kirchenväter, von Augustinus über Maimonides bis zu den Repräsentanten der gegenwärtigen Hierophantiasis, »wissen eindeutig Bescheid«. Jedoch die »Unschärfebeziehung«, die hier beanstandet wird, liegt — als Gabe und Aufgabe — so oberhalb der klassischen Metaphysik, wie diejenige Heisenbergs unterhalb der klassischen Physik liegt. Mit der einen gelangt man ins Merlineske, mit der anderen ins Lehrbuch — mit der einen zur Schau, mit der anderen ins »Unanschauliche«. Ich bin mir bewußt, durch diese Fußnote das Undeutliche denen noch intensiver verundeutlicht zu haben, die vor lauter Bei-Gott-Sein-Wollen den Gottseibeiuns mißkennen, von dem *abwärts* die Erlösung erst interessant wird, während sie außer- und oberhalb seiner eine Fleißaufgabe für kosmische Klassenprimus-Kandidaten bleibt.

[31] Vgl. hierzu Martin Buber, *Die Chassidischen Bücher*, Berlin o. J., und *Der Weg des Menschen nach der chassidischen Lehre*, Jerusalem 1948.

insofern Tabernakel-Charakter, als all und jedes Geschaffene Hüllschale ist für die darin verborgene Realpräsenz des Seienden. Martin Buber, der letzte Prophet Israels, der Erwecker des Chassidismus zu dessen höchstem und tiefstem Selbstverständnis, spricht, um dem Nicht-Juden das Geheimnis der Schechinah — der Realpräsenz in den Hüllschalen — aufzuschließen, von der »Einwohnung des Seienden« und von der »welteinwohnenden Gottheit«.

Christus fordert bekanntlich ein »Nichtwiderstreben«, welches das genaue Gegenteil allopathischer Haltung bezeichnet. »Liebet eure Feinde!« bedeutet: Wandelt das euch Feindliche durch mitsinniges Handeln, liebt das euch begegnende Gift zu Heil um. Wie aus dem Giftprinzip im Zeichen des Simile Heil entspringt, ist das große theoretische (und theologische) sowie praktische Thema der Homöopathie überhaupt. Auf rechte Weise gesteuertes Gift — wobei das Wissen um das Simile die Erleuchtung spendet — wird damit, daß es Arznei wird, dienstfähig. Feind fördert nun.

Im Gift lebt Luzifers *»Non serviam!«* — ich werde nicht dienen! Dadurch, daß Gift zum *»Serviam!«*, zum »ich werde dienen!« hingelitten und hingeliebt wird, muß Luzifer wieder bekennen, daß er ein Engel ist. Wer Gift verdammt und ihm ausweicht, kann nicht mit Luzifer zaubern, kann nicht Luzifer, den Bezaubernden, indem er mit ihm zaubert, verzaubern. Dabei ergibt sich das unheimlich Heilige, daß Gift nun nicht nur das Kranke heilt, sondern, indem es das tut, sich selber.

In einer von Martin Buber mitgeteilten chassidischen Erzählung — der therapeutischen, christlichsten, die ich kenne — kommt die kosmische Weite der Feindesliebe zum Ausdruck, welche dem faktischen Christentum fremd ist, dessen Heil hier wieder einmal von den Juden kommt.

»Einst brachte Rabbi Baruch für seine kranke Tochter Arzeneien aus der Kreisstadt mit. Der Diener hatte sie im Fenster der Herberge aufgestellt. Rabbi Baruch ging in der Stube auf und nieder, sah die Fläschlein an und sprach: ‚Wenn es Gottes Wille ist, daß meine Tochter Reisel genese, bedürfte es keiner Arznei. Aber wenn Gott seine Wundermacht allen Augen offenbarte, hätte kein Mensch mehr die Wahl. Damit den Menschen die Wahl verbleibe, kleidet

Gott sein Tun in den Wandel der Natur. So hat er die Heilpflanzen erschaffen.‘

Dann ging er wieder die Stube ab und fragte: ‚Aber warum sind es Gifte, die man den Kranken eingibt?‘ Und antwortete: ‚Die Funken, die von der Ursünde her in die Hüllschalen gefallen waren und sich in Steine, Gewächse und Tiere einwandelten, sie alle steigen durch die Weihe des Frommen, der in Heiligkeit an ihnen arbeitet, in Heiligkeit sich ihrer bedient, in Heiligkeit sie verzehrt, zu ihrem Quell empor. Wie sollen aber die Funken erlöst werden, die in die bittern Gifte und Giftkräuter fielen? Daß sie nicht verstoßen bleiben, hat Gott sie den Kranken bestimmt, jedem die Träger der Funken, die der Wurzel seiner Seele zugehören. So ist der Kranke selber ein Arzt, der die Gifte heilt.‘«

Erst die Homöopathie kann zwei der erleuchteten Weisheiten des Rabbi Baruch kommentieren. Sie nämlich entdeckte, daß Arznei *stets* Giftiges, Kränkendes sein muß, daß sie *immer* Feind ist. Das hat vor Hahnemann niemand gewußt. Und zweitens ist es homöopathische Erkenntnis, daß jeder Kranke als einmaliger, so nie wiederkehrender Fall mit der Gesamtheit seiner Symptome gleichsam *sein* Gift vom Therapeuten heischt, *seine* Simile-Arznei, die »zur Wurzel *seiner* Seele gehört«. Jeder Kranke ist, wird er wirklich und das heißt homöopathisch geheilt, Spezialarzt seines Spezialgiftes. Je kränker ein Kranker, desto heilsamer erweist er sich — wenn sich der eingeweihte Therapeut einschaltet — für den Kosmos. Kranker Mikrokosmos heilt, wenn er geheilt *wird*, den kranken Makrokosmos.

Betrügen Patent-Arzneien den Kranken um sein Simile-Pharmakon, so ist das Schlimme daran, daß sie den Kosmos um eine spezifische Heil-Chance betrügen. Der wirklich geheilte Kranke hat eine weit eindringlichere Heilands-Ähnlichkeit, als man in der christlichen Welt auch nur ahnt. Am meisten hat sie der Psora-Kranke, die inkarnierte Erbsünde und die inkarnierte Therapiebedürftigkeit denkbar größten Ausmaßes. Da er mehr denn andere Kranke die Sünde auf sich nahm, mehr denn andere den Therapeuten beschäftigt und mehr denn andere fortwährend geheilt werden muß, heilt er am intensivsten. Wen? Den Kosmos? Oder, indem Rückerstattung geschieht, gar Gott?

Das Fragezeichen, dieses typographische Simile der Schlange, muß aufgerichtet werden (»in meinem Namen werdet ihr Schlangen aufrichten«, sagt der Heiland), dann ergibt sich durch das so zustandekommende Ausrufungszeichen die Antwort.

Hatte Gott Heilung seiner selbst beabsichtigt, als er Heiland wurde? Heiland, d. h. Simile des Menschen — denn der menschgewordene Gott ist nicht dem Menschen *gleich,* wohl aber von den Windeln bis zur Gottverlassenheit am Kreuz und bis zur Vollbringung des Todes ihm auf eine alles »Menschenmögliche« aufbietende Weise *äußerst ähnlich* (= Simillimum). Wessen heilendes *Simillimum* ist der Heiland, das des kranken Menschen oder das des kranken Gottes? (Der Leser vergesse nicht das Schlangenaufrichten als die dem Fragezeichen stets angemessenste Therapie!).

Da alles im Heiland-Leben den Grundsätzen entspricht, die Hahnemann — ohne solche Entsprechungen im Bewußtsein zu bewegen —[32] für die Homöopathie aufstellte, wird es uns nicht wundern, auch Hahnemanns Gegner, dem Allopathen, im Bereich der *Homöopathia Divina* zu begegnen. Der Schächer zur Linken ruft dem Gekreuzigten höhnisch zu: »Steige doch herab vom Kreuz, wenn du wirklich der Sohn Gottes bist!«

Das ist plausibel wie die gesamte Allopathie. Der Gegensatz zu Initiation heißt plausibel.

Relativ plausibel ist auch diejenige Bezeichnung, die sich seit einigen Jahrzehnten aus dem Kreise der Homöopathen heraus für Homöopathie eingebürgert hat: nämlich das Wort Homöotherapie.

---

[32] Hahnemanns Bewußtsein war denkbar weit und hell, jedoch sein Geheimnis reichte dennoch weiter und tiefer als sein Bewußtsein; ähnlich steht es mit Hahnemanns Konsequenz: überall, wo seine Schüler ihm nicht mehr zu folgen vermochten, kreideten sie ihr eigenes Unvermögen dem Meister als dessen »Inkonsequenz« an. Das gilt besonders von der Psora-Lehre. »Jeder Deutsche, *selbst Hahnemann,* beherbergt in sich die widersprechendsten Anschauungen«, sagte Heinrich Heine um 1840 zu Balzac — womit er betonen will, daß Hahnemann weit weniger Widersprüche in seinem Werk produzierte als alle andern Deutschen. Diese bedeutsame Gesprächsstelle ist übrigens bislang der Homöopathie-Geschichte unbekannt geblieben. Heine sah klarer, als die Mehrzahl der Homöopathen sah und sieht.

Es hat den Vorzug, wesensblind zu machen. Bloße Homöo*therapie*, bloßes Heilen nach Simile-Methode, verbirgt das, worauf es ankommt, das Esoterische, das ähnliche *Leiden* als das Geheimnis des ähnlichen *Heilens*. Leidvermeiderei, wie und wo sie sich auch immer offenbare, zeigt stets an, daß der, der sie betreibt, ein grundsätzlich Uneingeweihter ist.

Als das Mysterium Heiland sich in Magie umsetzte — wie das Mysterium Homöopathie in Apotheke —, wurde eine Potenziertechnik gefunden und alsdann mechanisiert: die Infinitesimal-Potenzierung des Altarsakraments mittels des Mobilisierens der apostolischen Sukzession. Das Vehikel des göttlichen Simile, Brot und Wein — den Kügelchen oder Tröpfchen der Homöopathie entsprechend —, wurde, damit es Leib und Blut des Heilands berge, *ad infinitum* potenziert. Hahnemann war da klüger, als er es bei der oben erörterten Mysterien-Zahl 30 beließ. Die Christenheit spürt das auch, daher ihre stets wiederkehrenden Kämpfe und Krämpfe, »Urgemeinde« zu realisieren.

Man darf die erstrebenswerte »Geistartigkeit« nicht derart übertreiben, daß »der Geistliche« zustandekommt, der schon deshalb kein Simile eines Heilands sein kann, weil ein Heiland notwendigerweise als »der Leibliche« auftritt. Das Kurieren kranker Leiber — in Form von Wunderkuren — war die Alltagstätigkeit Christi; die Herstellung des *Pharmakon athanasias* mit Hilfe nicht seines Geistes, sondern seines Leibes, war der volle Vollzug des von ihm zelebrierten Golgatha-Mysteriums. An das leibliche Gott-Essen ist die christliche Erlösung geknüpft. Er selbst demonstrierte sie als leibliche Auferstehung.

Es sei wiederholt, daß das christliche Sakrament streng nach homöopathischem Modus zustande kommt. Da ist zunächst der Gott, der nur heilender Heiland werden kann, indem er dem Patienten Mensch ähnlich, indem er Mensch (und sogar Passions-Mensch) wird. Aus sich selbst, der Arznei, die da leidet und heilt, macht er alsdann deren Fort- und Fortpotenzierung, indem er das Pharmakon seines ähnlich, d. h. dem *Menschen* ähnlich leidenden Leibes an Wein und Brot knüpft, auf Wein und Brot göttlich-magisch überträgt. Erleuchtete Christen des 18. Jahrhunderts, wie Friedrich Christoph

Oetinger, der schwäbische Prälat, und Karl von Eckartshausen, der bayrische Hofrat, haben — wie es heute auch die Anthroposophie tut — im Blut Christi eine der Erde verabfolgte Arznei gesehen: auf Golgatha sei dieses Erlöserblut in die Erde geströmt und habe, trotz der »geringen Dosis«, darin zu wirken begonnen — erst seit 200 Jahren, wie man entschuldigend für diejenigen hinzufügt, die mit dem Heilresultat unzufrieden sind. Aber außer dieser tellurischen Kur wird Brot (Materie) und Wein (alkoholisches Vehikel) nach bestimmtem Ritus gereicht, indem der Priester durch das »Meßopfer« noch einmal eine Simile-Situation der Passion und Opfertat Jesu zelebriert. Daß Brot und Wein dabei nur die Dynamis des Heilands, nur die »Kraft« seines Fleisches und Blutes enthalten, nicht aber etwa dessen physische Substanz, ist klar: genau wie bei der hochpotenzierten Arznei. Dazu sagt Paracelsus: »Was die Zähne kauen, ist die Arznei nit; niemand sieht die Arznei. Es liegt nit am Leib, sondern an der Kraft.« Und doch war der Leib die Voraussetzung der Kraft. Aber muß nicht — so darf und soll der Leser jetzt fragen — das christliche Sakrament (wie immer wir es auffassen mögen) im Hinblick auf seine Wirkung und auf seine Dosis den Gesunden wie eine Arzneimittelprüfung »kränken«?
»Christus selbst hat sich unmißverständlich dahin ausgesprochen, daß er den Menschen den schärfsten und peinigendsten Prüfungen aussetzt: ‚Ein jeder wird mit Feuer gesalzen werden' usw.«, schrieb mir H. E. Sieckmann zur ersten Skizze meiner *Homöopathia Divina.* Und Sören Kierkegaard sagt: »Gott ist just, bloß menschlich gesprochen, des Menschen furchtbarster Feind, Dein Todfeind.« Und wiederum Sieckmann[33]: »Gott als Gift bringt die Sündenkrankheit, die wie in einem Verstecke verborgen lag oder selbstgerecht geleugnet oder überhaupt nicht in Rechnung gestellt wurde, zu entsetzlicher Bewußtheit; Gott als heilender Balsam beendet diesen Aufstand und Tumult, wenn er ernstlich durchgefochten wird, mit der Vergebung der Sünden. Denn Gott hat ein doppeltes Gesicht, wie die homöopathische Arznei.« Erstaunlicherweise sah Hahnemanns Zeitgenosse, der Philosoph Franz von Baader — der das Kunststück fertigbrachte, zugleich gläubiger Katholik, begei-

[33] In *Hippokrates* 1949, Heft 10.

sterter Anhänger des Ketzers Jakob Böhme und überzeugter Vertreter okkulten Logen-Wissens zu sein — bereits dasselbe. Er schreibt (*Sämtliche Werke*, 1851—60, Bd. 16): »Die homöopathische Kurart hat mit der religiösen auch das gemein, daß sie den Sünder erst ganz zu sich selber kommen und ihn seine Schwäche, ja den Bankrott seiner zerrütteten Lebenswirtschaft erst ganz fühlen läßt, ehe sie ihn wieder aufrichtet.«

Nachdem — bis 1949 — solche und verwandte Einsichten in das Zentral-Mysterium der Therapie errungen worden waren, drohte, so schien mir, dieses Zentral-Mysterium in eine keineswegs heilsame »Ähnlichkeit«, in eine unheilvolle Schein-Ähnlichkeit mit dem Usus der landläufigen Christlichkeit abzugleiten. Jede Einpassung in land- und kirchenläufige Christlichkeit muß aber die *Homöopathia Divina* in den faulen Zauber der Suggestiv-Arznei manipulieren — und um das zu verhindern, sah ich nur noch das Ghetto der Chassidim weit und breit als einzige Hoffnung. Da jedoch der konstitutionelle Antisemitismus der Christenheit dort weder sucht noch findet — denn die jüdische Sekte Christenheit haßt ihre Herkunft —, mußte ich noch anderweitig Ausschau halten.

Wie immer, wenn der Wächter zu schlafen scheint — der Wächter, der aufzupassen hat, ob nicht jetzt soeben der Messias kommt —: »schon sendet nach dem Säumigen der Gral«!

Das geschah 1950 durch das — postume — Erscheinen des Buches *Roman mit Gott* von Joseph Wittig[34]. Wittig, der römisch-katholische Priester und Hochschul-Professor, dem es nach langewährender Exkommunikation kurz vor seinem Tode gelang, wieder die Kommunikation zu erlangen, hat das ergreifendste, das merlineskeste autobiographische Buch aus dem Grabe (»Merlin der Alte in leuchtendem Grabe«) unserer Zeit appliziert, das sich nur irgend denken läßt. Es kann kein Zufall sein, daß Wittig gemeinsam mit Martin Buber (und Viktor von Weizsäcker) die Zeitschrift *Die Kreatur* herausgab: der Romkirchler mit dem Chassiden und mit dem Wittenberger Protestler.

Da heißt es in Wittigs Buch, man dürfe Gott nicht in Richtung auf das Große, man müsse ihn in umgekehrter Richtung suchen, wenn

[34] Ehrenfried Klotz Verlag, Stuttgart.

man ihn finden will. »Gott in der Richtung zum Kleinsten« lautet eine Kapitel-Überschrift. Das ist nicht nur so zu verstehen, daß Wittig gegen das alte *»Imperium Romanum«* denkt und handelt, dessen Eindringen ins Christentum er »Geist der Cäsaren« nennt, also allopathischen Geist. Er geht vielmehr in dem Kapitel »Das Milligramm Gott« viel weiter und tiefer. Er spricht von dem »Gift Gott«, welches die Ärzte nicht kennen, »weil sie sich Gott nicht als ein Milligramm, sondern als einen Tausendpfünder vorstellen ...« »Unendlich zart und fein muß der Mensch sein«, sagt Wittig, »der sich abwägend mit Gott beschäftigt, mit diesem Milligramm Gift, das für uns Leben oder Sterben bedeutet.« Wer in solchem — paradoxen — Sinne den Heiland findet, »beim Kleinsten, Schwächsten, Ohnmächtigsten«, »bei dem neugeborenen Kindlein im Stall«, »wo weder Heidentum noch Christentum Gott gesucht und gefunden hat«, der dürfe mit Recht Atheist heißen, Gottloser, wie die Christen tatsächlich in ihrer Frühzeit benannt wurden; wozu Wittig noch bemerkt: »Es wird über diese Tatsache meist ziemlich gleichgültig hinwegdoziert.«

Vom Heiland heißt es dann: »Er selber war arm und ohnmächtig, und eben deshalb selber Gott, so arm und ohnmächtig wie wir.« Wie Wittig an dieser Ohnmacht, an diesem Milligramm Gift erkrankte, ist der Inhalt seines Buches: eine Krankengeschichte. Wie er daran genas, ist der verborgenere Inhalt: eine Heilsgeschichte. Es genas noch ein anderer. Gott muß man selig machen, sonst kann man von ihm nicht selig gemacht werden, konstatiert Wittig.

Die Arbeit Gottes besteht darin, daß er die Leiden und Krankheiten und Heimsuchungen hervorruft — so Wittig wörtlich! —: »für das subtile Werk, bis er (der Mensch) endlich richtig auf jenes Milligramm reagiert — ach, vielleicht ist es nur ein Tausendstel Milligramm, vielmal leichter als der Windhauch ...« Es ist vom Gift die Rede, vom Gift Gott. Und beim Schildern seines Krankseins teilt der kranke Heiler schließlich mit: »Will sagen, daß Gott mich immer mehr präpariert für ein letztes und ganz wahrhaftiges Buch über ihn oder über das Milligramm Gift, das er für mich bedeutet.«

Nachdem Wittig gemeinsam mit seiner Frau auf einem in unserer gralsfernen Zeit einzigartigen Ketzerweg endlich das Sakrament wiedererlangt hat — das Sakrament, dessen passionierte Potenzierung er sich etwas kosten ließ, nämlich fast das Heil —, schreibt er: »So sind wir nun einsam geworden... Wir sind eine kleine Kirche, wo wir gehen und stehen. Kein ferner, kein philosophischer Gott kann uns mehr bedrohen. Gott als hauchdünnes Blättlein Brot, vom Winde verwehbar, ist unser Gott, wunderbar gütig, in unserem Fleisch und Blut wirksam...«

Und, ganz Hahnemann als Christ, sagt und fragt er: »Aber wenn wir es auch nur einmal hätten empfangen und verkosten können und dann nie mehr, so könnten wir nicht ‚sterben', nicht den ewigen Tod erleiden. Einmal empfangen, ist es ein Schild gegen den Stachel des ewigen Todes. Muß man es immer wieder empfangen, sicher noch einmal auf dem Sterbebette? Das wäre gewiß gut, wenn es möglich wäre. Wir kommen bald in Umstände, unter denen es vielleicht nicht möglich ist. Also keine Furcht! Keine Minderung des Schutzes!«

Daß hier vom giftig-heilsamen *Simillimum* und von seiner Reichweite, die durch eine einzige Gabe gewährleistet wird, die Rede ist — vom Gift Heiland, vom *Luciferus verus* —, von der Applikation dieses Giftes als Hochpotenz, bedarf jetzt keines Beweises mehr.

Warum aber bleiben wir unbefriedigt, wenn wir das vernehmen? Weil es nicht christlich genug ist, nicht von *chassidischer* Reichweite. Die Arzneimittellehre hat noch zu spezielle Bezüge nur, sie umfaßt noch lange nicht das Insgesamt der Gifte, den totalen Kosmos. Dem zelebrierbaren Sakrament fehlt der Adel des Pansakramentalen, die apokatastatische Weihe.

Erst sie ist Total-Therapie. Erst von der aus ihr erfließenden Zeremonial-Magie her können Mikro- und Makrokosmos geheilt und damit Gott und Luzifer einander rückerstattet werden.

Deshalb ist Christentum ein Modell auf Zukunft. Homöopathie auch. Beide sind im Kommen, sind Advents-Phänomene. Entelechale Realia solchen Ausmaßes vertragen aber kein Verstellen ihres Ankunfts-Weges durch nominalistische Voreiligkeit. Das letztzugängliche Mysterium der *Homöopathia Divina* besteht darin, sie

weder so noch — christlich zu taufen. »Der nennbare Name ist mitnichten der zutiefst gültige Name«, heißt es bei Lao-Tse.
Aus diesem Grunde »kränkt« mein Buch zum Schluß den Leser, mein Buch von der Heilkraft der Kränkungen. Indem es die Sicherheit des Heilens zum Gegenstand wählte, stößt es ihn in die Unsicherheit. »Wie ein Dieb in der Nacht« verwirklicht sich die *Homöopathia Divina:* vermummt und unerwartet. Sie stiehlt. Wenn Gott auf diese Weise eines Tages wieder erlangt hat, was ihm fehlt — nämlich das All samt Luzifer —, werden wir das schon merken. Das kann morgen sein, wer weiß denn, wann *wirklich* die dem Unheil abgerungene Heilung vollendet ist, morgen oder in Äonenfernen ...
Wann es aber immer sein möge: Was sollen wir tun, wir Kranken, die wir, geheilt werdend, Heilende sind?
Der Krankesten einer, Heinrich von Kleist, verrät es uns in den Schlußzeilen seines Prosa-Stücks *Über das Marionettentheater,* in denen noch einmal und schon wieder die ganze therapeutische Einweihung aufleuchtet. Diese Zeilen heißen:
»,Mithin', sagte ich ein wenig zerstreut, ,müßten wir wieder von dem Baum der Erkenntnis essen, um in den Stand der Unschuld zurückzufallen?'
,Allerdings', antwortete er, *,das ist das letzte Kapitel von der Geschichte der Welt.'«*

NACHWORT

Einem soliden Buch pflegt der Autor ein Literaturverzeichnis hinzuzufügen. Da die Literatur, die für das vorliegende Büchlein herangezogen oder verarbeitet wurde — darunter auch meine eigene — großenteils außer in Büchern in zahlreichen Zeitschriften-Publikationen und Fachmitteilungen niedergelegt wurde, verzichte ich auf die Nennung sämtlicher Titel und bibliographischen Anhängsel, weil das eine lange Liste ergäbe, die mit Recht niemand liest. Dafür bin ich aber um so gründlicher, indem ich beim nachstehenden Rechenschaftsbericht — und zwar gleich als Ouvertüre — die Namen derjenigen Autoren nenne, die in meinem Buch nicht oder nur ganz beiläufig genannt wurden, in meinem Innern jedoch eine so wichtige Rolle spielten, daß ohne ihr Sein und Wirken meine Arbeit kaum zustande gekommen wäre. Da ist an erster Stelle Aleister Crowley zu nennen, der *Magus maximus*, das heilsame Untier des Okkultismus unserer Tage. Alsdann Gottfried Benn, Facharzt für Haut- und Geschlechtskrankheiten und Poet dazu — und wenn ich mich fast schäme, ihn (der der Homöopathie fern steht wie der Spiralnebel im Sternbild der Jagdhunde unserer Erde) hier aufzuführen, so nicht etwa wegen seines bürgerlichen Berufs, sondern wegen seiner gegenwärtigen internationalen Berühmtheit, an die sich alles anzuschmiegen sucht, was Lorbeer leihweise einheimsen will. Nur mein gutes Gewissen, Benn schon als Siebzehnjähriger geliebt und (sowohl vom Werk her als auch privat) gut gekannt zu haben — damals, als ihn nur ganz wenige liebten und kannten —, macht mir Mut, ihn hier zu nennen. Unsichtbar und ungenannt mitgewirkt an meiner Schrift haben auch die zahlreichen echten Schüler Hahnemanns, die zu bescheiden waren, Eigengeltung affektieren zu wollen auf Kosten ihres Meisters. Von den Homöopathen unserer Tage sind mein väterlicher Freund San.-Rat Dr. Friedrich Gisevius und mein Freund Dr. Heinrich Eduard Sieckmann (beide bereits auf der anderen Seite des Seins) sowie mein väterlicher Freund Generaloberarzt a. D. Dr. Otto Buchinger in Geist und Wahrheit meiner *Erlösung durch die Schlange* anwesend. War es mir bereits peinlich, den großen Namen Gottfried Benn zu nennen, so geht es mir mit

meinem Verleger Ernst Klett nicht anders (ihm auch). Autoren sollten nicht ihre Verleger feiern, es sieht wie der Wurf mit der Wurst nach dem Schinken aus; aber da Regeln ihre Ausnahmen haben und so auch die Regel, daß Autoren unter ihren Verlegern leiden — diese Ausnahme heißt Ernst Klett —, ist mir die Wahrheit wichtiger als das Mißfallen, welches ich damit bei ihm erregen werde.[1]
In unserer Zeit der schamlosen Profitgier und der druckerschwarzen Magie des Massen- und Kassenrauschs hat Ernst Klett gewagt, hocharistokratische Meisterwerke wie die von Hans Blüher, abseitige und tiefgründige Romane wie *Unter dem Vulkan* von Malcolm Lowry und grandiose Anstößigkeiten wie die Werke des Berserkers Gerhard Nebel zu verlegen: die meisten der Autoren seines Verlages sitzen zwischen sämtlichen Stühlen, die es auf Erden gibt (und mithin, nach einem Wort von Marie von Ebner-Eschenbach, dereinst zur Rechten Gottes). Wenn er auch auf den zuletzt in Parenthese genannten Rang keinen Anspruch erhebt — nicht aus Bescheidenheit, sondern weil es seinen theologischen Anschauungen widerspricht —, so muß auch der Verfasser dieser Schrift hier bekennen, daß ihm ebenfalls der Platz zwischen den Stühlen vom Schicksal zugewiesen worden ist, wie der Leser leicht nachprüfen kann. Zwischen den Stühlen und dennoch in der Produktion eines mutigen und erst übermorgen in seiner Bedeutsamkeit deutlich erkennbaren Verlages zu sitzen, ist — nicht nur für mich — ein bevorzugter Platz: daher wäre mein Nachwort verlogen und verächtlich, wenn es nicht einen Dank an Ernst Klett enthielte.
Zu danken habe ich weiterhin Martin Buber, der mir den Chassidismus schon vor fünfundzwanzig Jahren nahebrachte und der mich unlängst noch — im Zwiegespräch — vor fast all dem warnte, was in diesem Buche steht. Möge er, der Prophetenmund des Sakralvolkes, mir verzeihen, daß ich Magie von meinem Weg weder, wie Faust, entfernen *kann*, noch, im Gegensatz zu meinem berühmten Kollegen aus dem 16. Jahrhundert, *will!*
Deshalb gehört auch die Reihe der Namen erleuchteter und auch

[1] Da er sich, während ich diese Zeilen schreibe, urlaubsweise außer Landes befindet, kann ich sie heimtückisch dem Büchlein einverleiben, ohne seinen Grünstift befürchten zu müssen.

die düsterer Magier in meinen Literaturbericht: sie beginnt bei Simon Magus, setzt sich über Agrippa von Nettesheim und sogar Cagliostro fort und endet einstweilen bei den wenigen wirklich echten Insassen der »Abtei Thelema«.

Last not least ist auch an dieser Stelle noch — außer denen, die der Text nennt und dem, dessen Name auf dem Widmungsblatt steht — des ärztlichen Denkers Will Rink zu gedenken, der mit seiner *Zeitschrift für Erfahrungsheilkunde* unermüdlich den Außenseitern, d. h. den insgeheimen Innehabern der Zentralschau, zum Wort verhilft; ferner der Schlegel-Dynastie, deren Erzvater Emil — gleich Wolfram von Eschenbach ebenfalls »ein gottverworr'ner Mund aus deutschem Samen« — zu Hahnemanns tiefsten Aposteln gehörte und dessen Söhnen Martin, Theo und Oswald ich mich von Herzen verbunden weiß. Ohne Dr. Oswald Schlegel wäre mir die kostbare, vergriffene, große Kleinliteratur des Vaters, die zahlreichen Aufsätze und Broschüren, unzugänglich geblieben. Auch seine Briefe und die Gespräche mit ihm haben mich, in heilsamem Zu- und Widerspruch, wachgehalten.

Lange bevor ich dazu kam, dieses Büchlein hier detailliert auszugestalten, entdeckte ich — 1939 — die *Homöopathia Divina* bei dem Versuch, mir über die unbegreifliche Abneigung meines Lehrers Friedrich Gisevius gegen den ihm weit und breit Verwandtesten unter den Ärzten seiner Zeit, gegen Paul Dahlke, klarzuwerden. Ich suchte damals eine Begründung für Privates und fand dabei die Tatsache, daß Religion, Erlösung und Heil — also etwas in jedem Sinne Anthropozentrisches — homöopathische Maximalphänomene sind mit dem Minimalphänomen *Mensch* als Mitte.

Die erste Skizze der *Homöopathia Divina* veröffentlichte ich dann 1941 in einer medizinischen Fachzeitschrift; sie fand nur eine einzige Zustimmung, die in einer theologischen Fachzeitschrift erschien und Lic. Emil Bock zum Verfasser hatte. Darüber erfreut — denn Bock war mir damals der Inbegriff der Zuständigkeit für theologisch-theosophische Probleme —, skizzierte ich gründlicher und ließ 1945 und 1946 zwei Broschüren über dasselbe Thema erscheinen. Obwohl es sich um nur sechzehnseitige, miserabel gedruckte Hefte handelte, die der Quäker-Verlag in Bad Pyrmont als Sonderdrucke

einer Klinik publiziert hatte, lösten sie Seltsames aus: Der Fastenarzt Otto Buchinger, der homöopathisch-arzneilich arbeitende Psychotherapeut H. E. Sieckmann, der im Katholizismus verwurzelte »Facharzt für Sondermethoden« Will Rink und der sich zum Protestantismus vernehmlich bekennende Psychiater Hans Citron beriefen sich in ihren Veröffentlichungen auf meine *Homöopathia Divina* und brachten damit konkrete Mysterienmedizin in die medizinische Fachliteratur. Oswald Schlegel kennzeichnete alsdann die Situation der gegenwärtigen Homöopathie (in *Hippokrates* 1949, Heft 21) durch die Worte: »Hie Fritsche, Hahnemann, Dogma, Hochpotenz und Geheimnis. Hie voraussetzungslose Wissenschaft, naturwissenschaftliche Medizin und in der Homöopathie die naturwissenschaftlich-kritische Richtung mit ihrem Führungsanspruch.« So sieht das Bild tatsächlich aus — und ich lasse mir gern neben meiner Verbundenheit mit Hahnemann, Hochpotenz und Geheimnis auch das Wort Dogma gefallen, denn ein Dogma ist — wenn es keine Lüge enthält — die notwendige strenge Formulierung transzendenter und transzendentaler Tatsachen; die meisten Dogmen freilich enthalten Lügen, aber das spricht nicht gegen die wenigen, die die Wahrheit formulieren und zu denen Hahnemanns Simile-Gesetz zählt. Die dem Lager, in dem *wir* stehen, von Schlegel gegenübergestellte »voraussetzungslose Wissenschaft« hat sich inzwischen auf mikrophysikalischem Terrain selbst entleibt, die naturwissenschaftliche Medizin ist zur Veterinärmedizin geworden (weil der *Mensch* als etwas den Bios Überragendes nie ihr Gegenstand sein kann) und die sogenannte naturwissenschaftlich-kritische Richtung der Homöopathie beansprucht zwar auch weiterhin noch Führung, aber mit dem von Rudolf Tischner formulierten Programm, daß man die Homöopathie vernichten müsse. Man muß anerkennen, daß ihr das nahezu gelungen ist.
Meine oben erwähnten drei ersten Skizzen der *Homöopathia Divina* suchten eine das Paradoxon weitgehend vermeidende Sprache: und so trugen denn zwei von ihnen den Titel: *Christliche Heilkunst* und waren bestrebt, durch christliche Apologetik alles evident Nichtchristliche, das zur therapeutischen Initiation ebenfalls gehört, nach der sophistischen Devise notzutaufen: »Wo immer du

der Wahrheit begegnest, da halte sie für christlich!« Wäre ich auf solchem Wege weitergegangen, hätte mir nicht merlineske Geistbegegnung die Augen geöffnet, so wäre die *Homöopathia Divina* im Randbereich einer nicht gar zu orthodoxen christlichen Theologie hängengeblieben und zur Not tragbar gewesen. Aber Initiation ereignet sich — sei es plötzlich, sei es sukzessive — durch ebenjenen Geist, von dem Jesus zu Nikodemus sagte, er wehe, wo er will.

So kam es denn, daß sich Heilsamkeiten nicht mehr theologisch rubrizierbarer Art als für die *Homöopathia Divina* wesentlich bemerkbar machten: der Gral, die Artus-Ritterschaft und ihr Stifter, das Kind Satans und der Candida, Merlin.

Stimmen von Hierophanten wie Rudolf Steiner, Stimmen genialer Apologeten wie Nathan Söderblom und Friedrich Heiler — genial vor allem durch ihre produktive Toleranz — verstummten nun, nachdem sie zuerst eine Rolle in meinen Skizzen gespielt hatten; fluchbegnadete Stimmen wie die Immermanns wurden deutlich (durch ihre paradoxe »Undeutlichkeit«), und zum Schluß klang die Haeresiarchen-Stimme Joseph Wittigs auf, des römischen Kirchenchristen, wie er in keinem Buche steht außer in seinem eigenen.

Und damit rückte die Schlange, die uralte, ewig neue, Häutung um Häutung vollführende Initiations-Vermittlerin, die Kundalini-Shakti und die den verbotenen Baum ebenso wie den Aeskulapstab umringelnde Großmeisterin paradoxer Sagung des Unsäglichen, dichter zu mir hin, bannte mich näher zu ihr, sobald mich der Auftrag *Homöopathia Divina* abermals und immer wieder anforderte. Das aber unterließ er nie, selbst im Schlaf nicht.

Bis ich erfuhr und alsdann erkannte, daß das Zentral-Mysterium der *Homöopathia Divina* — die Heilung der Krankheiten Gottes — das der »Erhöhung der Schlange« ist. Wenn ich dies hier niederschreibe, klingt es ungeheuerlich, jedoch an weit ungeheuerlicherem Ort, nämlich im Johannes-Evangelium, haben wir uns bereits daran gewöhnt und entrüsten uns nicht mehr, weil zwei Jahrtausende theologischer Salböl-Praxis das messianische (oder vor-, auto- bzw. auch pseudomessianische) Ärgernis geglättet haben bis zur nachweislichen Unwirksamkeit oder, in anderen Worten, bis zur vollen Zufriedenheit des Klerus.

Dem Klerus der Wissenschaft — der noch ärgerlicher ist als der wegen Ärgernis-Glättung ärgerliche auf der Kanzel — hat mein Büchlein insofern nichts zu sagen, als die »Exakten« die Ausgeschiedenen *a priori* sind (»exakt« kommt von *»ex-igere«*, ausscheiden, was Hans Blüher als Aufschließer geheimnisreicher Wort-Signaturen betont). Ihnen die Schrift fernzuhalten, wird überflüssig sein, da sie das am zweckmäßigsten selbst besorgen. Sie würde auf ihre Schar nicht einmal allo-, geschweige denn homöo-, sondern überhaupt nicht pathisch wirken und mithin nur Zeit kosten, von der sie wissen, daß sie Geld ist und die sie außerdem benötigen, um bei der rastlosen Verfolgung des Fortschritts nicht zu kurz zu treten, beim Rekordbrechen zentrifugalen Leistungssports.

Abschließend sei die Widmungsseite gerechtfertigt. Hans Blüher, der uns in seinem Spätwerk *Die Achse der Natur* die Möglichkeit gab, Objektives vom Subjektiven nicht nur zu unterscheiden, sondern Objektives überhaupt ergreifen zu lernen — also uns das gab, was C. G. Jung lebenslang zu verhindern beflissen war und was die Troglodyten des theoretisch abgewirtschafteten und praktisch allmächtigen Materialismus dahin verfälschen, als sei alles Massive und Ausmünzbare objektiv und alles Wesentliche »nur subjektiv« —, Hans Blüher als »nobilitierender Genius« wirklicher Natur-Erkenntnis weist die infauste Diagnose, die jeder Beobachtungsfähige unserer Zeit zu stellen geneigt ist, als Fehldiagnose nach: nämlich daß wir keine Zukunft mehr haben. Wir *haben* Zukunft, weil er, Blüher, als realer inkarnierter Mensch seit vier Jahrzehnten *aus der Zukunft zu uns spricht.* Aus einer offensichtlich so weitreichenden Zukunft, daß das meiste des von ihm Gesagten noch längst nicht bei uns Gegenwärtigen angekommen ist.

Ohne Zukunft aber lohnt sich kein Leben — und auch kein Heilen, denn Heilen ist final bestimmt. Wer uns Zukunft gibt, indem er sie existentiell *beweist,* der heilt uns nicht nur, er macht uns auch wieder therapeutischer Gesinnung und damit therapeutischer Praxis fähig. So ist denn meine Widmung an Hans Blüher kein Bekenntnis und auch kein Dank, sie ist vielmehr ein Hinweis auf unser aller verheißungsvolles Anfängertum und auf die Tatsache, daß wir mit unserem Wirken die Mitverfasser eines ersten Kapitels homöopathisch-diviner Apostelgeschichte sind. Und deshalb gilt, genaugenommen, diese Widmung weniger ihm als euch, ihr meine gleich mir viel zu leicht ermüdbaren vom Anruf Erreichten, ihr dem *morbus sacer* doppelt bedeutsam Entgegengeschickten!

Stuttgart-Obertürkheim, den 17. August 1953

Dr. Herbert Fritsche

INHALT